临床重症医学

主编◎孔　杰

吉林科学技术出版社

图书在版编目（CIP）数据

临床重症医学/ 孔杰主编. -- 长春 :吉林科学技术出版社, 2019.8

ISBN 978-7-5578-5963-3

Ⅰ. ①临… Ⅱ. ①孔… Ⅲ. ①险症-诊疗 Ⅳ. ①R459.7

中国版本图书馆CIP数据核字(2019)第159921号

临床重症医学
LINCHUANG ZHONGZHENG YIXUE

出 版 人　李 梁
责任编辑　李 征　李红梅
书籍装帧　山东道克图文快印有限公司
封面设计　山东道克图文快印有限公司
开　　本　787mm×1092mm　1/16
字　　数　195千字
印　　张　8.5
印　　数　3000册
版　　次　2019年8月第1版
印　　次　2020年6月第2次印刷

出　　版　吉林科学技术出版社
发　　行　吉林科学技术出版社
地　　址　长春市福祉大路5788号出版集团A座
邮　　编　130000
发行部电话/传真　0431-81629529　81629530　81629531
　　　　　　　　81629532　81629533　81629534
储运部电话　0431-86059116
编辑部电话　0431-81629508
网　　址　http://www.jlstp.net
印　　刷　北京市兴怀印刷厂

书　　号　ISBN 978-7-5578-5963-3
定　　价　98.00元

前 言

在临床工作中，由重要器官功能障碍所引起的急重症已成为临床各科需要重点解决的问题，急重症治疗在临床各科显露出不可替代的重要作用。急重症患者病情复杂多变，严重危胁患者的生命案例，给病人及家庭带来极大的痛苦和心理压力。因此医务人员必须具有敏捷的快速反应能力、综合的分析判断能力和丰富的临床工作经验，能够对复杂多变的病情做出及时准确的诊断和治疗。

全书共八章，包括胸部急重症、心脏急重症、腹部急重症、泌尿系统急重症、骨关节急重症、血管急重症、肿瘤急重症、常见外界环境因素导致的急危重症内容。本书内容具有较好的实用性以及整体性，内容翔实、条理清晰、紧贴临床，是从事危重症专业的医护人员必不可少的良师益友。

由于时间仓促，加之编者水平所限，书中难免有不尽完善之处，敬请广大读者在使用过程中提出宝贵意见和建议。

编者

前言

目　录

第一章　胸部急重症

第一节　自发性气胸

自发性气胸是指因肺部疾病使肺组织和脏层胸膜破裂，或靠近肺表面的细微气肿泡破裂，肺和支气管内空气逸入胸膜腔。多见于男性青壮年或患有慢支、肺气肿、肺结核者。本病属肺科急症之一，严重者可危及生命，及时处理可治愈。

一、病因

胸膜腔是脏-壁层胸膜间的一个闭合的腔。由于肺的弹性回缩力，它是一负压腔[－0.29～0.49kPa(－3.5cmH_2O)]。当某种诱因引起肺泡内压急剧升高时，病损的肺-胸膜发生破裂，胸膜腔与大气相通，气流便流入胸腔而形成自发性气胸。自发性气胸大都是继发性的，由于部分病人的肺组织已与壁层胸膜粘连，气胸形成时肺组织破裂瘘孔或细支气管胸膜瘘孔不能随肺压缩而闭合，致使瘘孔持续开放，胸腔压力接近于零，而成为“开放性气胸”；部分病人因支气管狭窄、半阻塞而形成活瓣样，以致吸气时空气进入胸腔，呼气时仍稽留于此，胸腔压力可超过1.96kPa(20cmH_2O)，成为“张力性气胸”；由于上述原因，自发性气胸常难以愈合，再发气胸、局限性气胸比较多见，而单纯的闭合型气胸反而较少。

二、临床表现

1.呼吸困难

气胸发作时病人均有呼吸困难，其严重程度与发作的过程、肺被压缩的程度和原有的肺功能状态有关。在年轻的呼吸功能正常的病人，可无明显的呼吸困难，即使肺被压缩＞80%，亦仅能在活动时稍感胸闷，而在患有慢性阻塞性肺气肿的老年病人，肺被轻度压缩就有明显的呼吸困难。急性发作的气胸，症状可能更明显，而慢性发作的气胸，健侧肺脏可以代偿性膨胀，临床症状可能会较轻。

2.胸痛

常在发生气胸当时出现突然尖锐性刺痛和刀割痛，与肺大疱突然破裂和肺被压缩的程度无关，可能与胸膜腔内压力增高、壁层胸膜受牵张有关。疼痛部位不肯定，可局限在胸部，亦可向肩、背、上腹部放射。明显纵隔气肿存在时，可出现持续的胸骨后疼痛。疼痛是气胸病人最常见的主诉，而且在轻度气胸时，可能是唯一症状。

3.刺激性咳嗽

自发性气胸时偶有刺激性咳嗽。

4.其他症状

气胸合并血气胸时，如出血量多，病人会心悸、血压低、四肢发凉等。

三、检查

1.肺功能检查

通常气胸在压缩20%以上时才可能出现限制性通气损害(肺容量和肺活量降低)。老年气胸由于基础疾病的存在,往往在肺压缩不到20%时就已出现严重的肺功能障碍。临床怀疑有气胸者不宜进行用力呼吸动作的肺功能项目检查,以免导致病情恶化。

2.动脉血气检查

急发期气胸患者由于萎陷肺组织的无效灌流,引起右到左的分流而出现低氧血症。后期由于萎陷肺的血流减少,低氧血症反而可以有所缓解。中青年人气胸一般在肺被压缩20%~30%才会出现低氧血症。自发性气胸者常在轻度肺压缩时即发生低氧血症。

3.实验室检查

胸腔气体分析:运用胸腔气体 PaO_2、$PaCO_2$ 及 $PaO_2/PaCO_2$ 比值3项指标,对判断气胸类型有一定意义。闭合性气胸的胸腔内 $PaO_2 \leqslant 5.33kPa(40mmHg)$、$PaCO_2$ 常 $>5.33kPa$、$PaO_2/PaCO_2>1$;开放性气胸 PaO_2 常 $>13.33kPa(100mmHg)$、$PaCO_2<5.33kPa$、$PaO_2/PaCO_2<0.4$;张力型气胸 PaO_2 常 $>5.33kPa$、$PaCO_2<5.33kPa$、$PaO_2/PaCO_2>0.4$,但 <1。

4.其他辅助检查

(1)X线检查是诊断气胸最可靠的方法,可显示肺萎缩程度、有无胸膜粘连、纵隔移位及胸腔积液等。气胸侧透明度增强,无肺纹理,肺萎缩于肺门部,和气胸边界处有清楚的细条状肺边缘,纵隔可向健侧移位,尤其是张力性气胸更显著;少量气胸则占据肺尖部位,使肺尖组织压向肺门;如有液气胸则见液平面。

(2)CT检查对胸腔内少量气体的诊断较为敏感。对反复发作的气胸、慢性气胸者观察肺边缘是否有造成气胸的病变,如肺大疱、胸膜带状粘连,肺被牵拉、裂口不易闭合等。气胸基本表现为胸膜腔内出现极低密度的气体影,伴有肺组织不同程度的压缩萎缩改变。

(3)胸膜腔造影此方法可以明了胸膜表面的情况,易于明确气胸的病因。当肺压缩面积在30%~40%时行造影为宜,肺大疱表现为肺叶轮廓之内单个或多个囊状低密度影;胸膜裂口表现为冒泡喷雾现象,特别是当患者咳嗽时,由于肺内压增高,此征象更为明显。

(4)胸腔镜可以较容易地发现气胸的病因,操作灵活,可达叶间裂、肺尖、肺门,几乎没有盲区,观察脏层胸膜有无裂口、胸膜下有无肺大疱及胸腔内有无粘连带。

四、鉴别诊断

1.肺大疱

多次反复发作的气胸,由于胸内有粘连,气胸易形成局限性包裹,此时在X线胸片上易与张力性肺大疱相混淆。气胸往往有突然发作的病史,而张力性肺大疱则是长时间反复胸闷,X线胸像上张力性肺大疱在胸壁边缘尤其是肋膈角处可见到纤细的肺大疱边缘线。气胸和张力性肺大疱的鉴别很重要,把张力性肺大疱误诊为气胸而放置胸腔引流管很容易引起严重的病理生理改变。

2.支气管断裂

应当说支气管断裂是造成外伤性张力性气胸的原因之一。支气管断裂往往有胸部的外伤史,外伤的特点是加速运动过程中突然停止的过程,支气管断裂引起的张力性气胸,胸腔引流管常有持续性益气，在X线胸像上可见到“肺下垂征”，即萎陷的肺上缘低于肺门水平，而一般原因引起的气胸，肺萎陷是朝向肺门的。

3.急性肺栓塞

在临床上可有呼吸困难等症状，同时常伴有发热、咯血、休克、白细胞数增高等，一般多有下肢反复发作的静脉血栓形成史或长期卧床史，X线胸像无气胸征象。

4.其他胸痛、呼吸困难等症状

在临床上应与心肌梗死、胸膜炎、急腹症等鉴别。

五、治疗

积气量少的病人，无须特殊处理，胸腔内积气一般在2周内可自行吸收。大量气胸须进行胸膜腔穿刺，抽尽积气，或行闭式胸腔引流术，以减轻积气对肺和纵隔的压迫，促进肺尽早膨胀，同时应用抗生素预防感染。

第二节　血胸

血胸是指全血积存在胸腔内，又称胸膜腔积血，胸腔积血。最常见的原因是创伤或外科手术。内科常见于脓胸和结核感染，还有胸膜或肺内肿瘤、凝血机制障碍等。血胸的临床表现因胸腔内积血的量、速度、病人的体质而有所不同，急性失血可出现面色苍白、脉搏细速、呼吸急促、血压逐步下降等低血容量休克症状。

一、病因

根据血胸发生的原因和机制不同，可将血胸分为创伤性血胸和非创伤性血胸。绝大多数血胸是因穿透性或钝性胸部创伤引起。胸壁、肺、胸内大血管或心脏的穿透伤或钝性伤均可引起胸膜腔内积血称创伤性血胸，同时存在气胸时称创伤性血气胸。非创伤性血胸又称自发性血胸，患者无外伤史，有时可有咳嗽、腹压增加、负重、疲劳、运动、突然变换体位等诱因。非创伤性血胸很少见，可继发于胸部或全身性疾病，极少数找不到明确的引起出血的原因。按其病因分为特发性血胸、感染性血胸、子宫内膜异位也可引起血胸、其他原因引起的血胸。

二、临床表现

血胸因胸腔内积血的量、速度、病人的体质而有所不同。少量血胸(少于500ml)无明显临床症状，胸片示肋膈角消失。中等量血胸(不超过1000ml)和大量血胸(超过1000ml)，尤其是急性失血，可以出现面色苍白、脉搏细速、呼吸急促、血压逐步下降等低血容量休克症状。休克时表现为脉搏快弱、血压下降、呼吸短促等。当并发感染时，则出现高热、寒战、疲乏、出汗等症状。

三、检查

1.血常规

大出血患者的外周血红细胞明显下降，血红蛋白也明显下降。

2.X线胸片

积血量小于200ml时，X线也难作出诊断。积血量大于500ml时，肋膈角变钝，合并气胸时可见肋膈角区有液平面。卧位摄片常被遗漏，应行直立位摄片，并定时（损伤后 6、24 小时）做 X 线随访。积血量在 1000ml 左右时，积液阴影达到肩胛下角平面。积血量超过 1500ml 时，积液阴影超过肺门水平，甚至显示为全胸大片致密阴影和纵隔移位。

3.超声检查

可见液平段。胸腔穿刺抽出不凝固血液时则可确定诊断。在凝固性血胸时不易抽出血液或抽出量很少。内出血症状加重，X 线示积液量增多。临床症状严重时，根据物理检查，直接先作胸腔穿刺来确立诊断，而不必等待或根本不能先作 X 线胸片检查。

四、诊断

有胸部创伤史（包括医源性所致），自发性血胸有咳嗽、腹压增加、负重、疲劳、运动、突然变换体位等诱因，有相应临床表现和胸片检查结果，一般可做出诊断。胸腔穿刺可明确诊断。

血胸应与气胸、血气胸、横膈破裂、陈旧性胸腔积液、创伤性乳糜胸等相鉴别。

五、并发症

血胸易并发气胸和血气胸。血胸若处理不及时，会导致呼吸困难、休克、胸腔感染、凝固性血胸等并发症。

六、治疗

1.非进行性出血

少量血胸可自行吸收，不需特殊处理，应严密观察有无进行性出血。若积血量较多，应尽早行胸穿或胸腔闭式引流术，排净积血，促使肺复张。应用抗生素，预防感染。

2.进行性出血

应在补液、输血、纠正低血容量休克的同时，及时胸腔镜或开胸探查，查找出血部位，给予缝合止血。

第三节　急性脓胸

致病菌进入胸腔引起感染炎性渗出，造成胸腔炎性或脓性积液，称为脓胸。是常见的胸部疾病之一，青壮年发病率较高。随着医疗卫生事业的不断发展和抗生素的广泛应用，脓胸的发病率以及脓胸并发症的发生已明显下降，但一些复杂或特殊耐药菌感染所致的脓胸，以及小儿和老年脓胸患者的诊断和治疗有时仍较困难，病程较长，给患者造成长期痛苦，影响劳动力，甚至造成死亡。

一、临床表现

继发于肺部感染的急性脓胸往往是在肺部感染症状好转以后，又再次出现高热、胸痛、呼吸困难、咳嗽、全身乏力、食欲不振等症状，患者常呈急性病容，不能平卧或改变体位时咳嗽，严重时可出现发绀。患侧呼吸运动减弱，肋间隙饱满、增宽，叩患侧呈实音并有叩击痛，如为左侧积液心浊音界不清、如为右侧积液则肺肝界不清，纵隔心脏向健侧移位，气管偏向健侧，听诊患侧呼吸音减弱或消失或呈管性呼吸音，语颤减弱。

局限性包裹性脓胸的阳性体征多不典型，仅在病变局部有某些阳性体征，不易发现。

二、辅助检查

1.CT 检查

脓胸表现为与胸壁平行的弓形均匀致密影，变动体位可以确定积液能否移动。大量积液进入肺裂，可将下肺向内向后压迫移位。大量积液紧邻肝右叶后缘，CT 扫描显示肝右叶后缘模糊，分不清界线。这是胸腔积液的特征性改变，称为“交界面征”。

2.B 超

在早期还没有纤维素沉着形成胸膜肥厚时，液体内没有沉渣，液性暗区清亮，其内没有光点。当有大量积液时，肺组织受压，肺内气体被吸收，超声可见到在大片液性暗区内有一个三角形的致密影，且随呼吸浮动。当探头靠近横膈时，可见到圆弧形光带的膈影，后者与胸壁形成一楔形夹角，即肋膈角。

三、诊断

患者体温高，呈弛张热。白细胞计数增高，中性粒细胞增至 80％以上，细胞核左移。

1.胸部 X 线检查

是脓胸的主要诊断方法。游离的胸腔积液首先沉积在胸腔的底部，一般在肺底与横膈之间，使肺组织略向上浮起。小量积液时肋膈角变钝，量在 200ml 左右，如果患者因某种原因不能在坐位或立位拍摄胸片时，要注意对比卧位胸片两侧的密度，积液的一侧密度普遍增高，还可以采用患侧在下的侧卧水平投照，少量积液能显示于患侧胸腔外侧壁，在肋骨内缘与肺外缘之间有一层均匀的增深阴影。

中等量积液时，X 线显示下胸部外高内低的弧形致密积液影，阴影遮盖整个膈面，积液量 500～1000ml。

大量积液时液体可达肺尖，肺组织受压萎缩，患侧透过度进一步减低，胸腔体积增大，肋间隙变宽，肋骨位置变平，纵隔向健侧移位，横膈下降，在左侧由于胃泡内空气的对比容易显示，在右侧由于肝脏与积液密度相近，故不易分辨。

积液合并肺不张时，纵隔、横膈及胸廓的改变常不明显，其外高内低的积液影像也随肺不张的部位不同而有不同表现，多不典型。

合并脓气胸或支气管胸膜瘘时，可见到液气面。

局限性脓胸多见于胸腔的后壁及侧壁，X 线可见到局部密度增高影，在其中央部分密度较深，周围渐浅，在切线位上表现为贴于胸壁的局限性的密度均匀的阴影，基底部较宽，内缘清晰，呈扁平状或半圆形突向肺野，也可表现为叶间积液、肺底积液、纵隔积液等，常需与胸膜病变、肺部肿瘤、膈下脓肿、肝脓肿鉴别。常需与胸膜病变、肺部肿瘤、膈下脓肿、肝脓肿鉴别。

叶间积液是指位于叶间裂内的胸腔积液，必须在透视下多方向观察才能在 X 线与叶间裂方向一致时显示出脓胸阴影的边缘，多数边缘清晰、密度均匀，呈梭形，两端细长，阴影长轴与叶间裂方向一致，积液多时也可呈圆球形。

肺底积液 X 线表现为横膈顶最高点在后前位片上向外移位，在侧位片上向后移位，或见横膈影增厚。当发现有类似横膈抬高的阴影时，要怀疑有肺底积液，采用卧位或患侧卧水平投照，液体从膈上流开后，能显示出真正的膈肌位置。

2.CT 检查

脓胸表现为与胸壁平行的弓形均匀致密影,变动体位可以确定积液能否移动。大量积液进入肺裂,可将下肺向内向后压迫移位。大量积液紧邻肝右叶后缘,CT 扫描显示肝右叶后缘模糊,分不清界线。这是胸腔积液的特征性改变,称为“交界面征”。

3.B 超

在早期还没有纤维素沉着形成胸膜肥厚时,液体内没有沉渣,液性暗区清亮,其内没有光点。当有大量积液时,肺组织受压,肺内气体被吸收,超声可见到在大片液性暗区内有一个三角形的致密影,且随呼吸浮动。当探头靠近横膈时,可见到圆弧形光带的膈影,后者与胸壁形成一楔形夹角,即肋膈角。

胸腔穿刺抽得脓液可最后确切诊断。脓液的外观、性状、颜色及气味,对判断致病菌的种类有一定帮助。细菌培养和药物敏感试验有助于选择有效抗生素。

四、治疗措施

急性脓胸的治疗原则包括全身治疗、抗感染和脓液引流三个主要方面。

1.全身治疗

鼓励患者进食饮水注意补充电解质,多进高热量、高维生素、高蛋白饮食,病情危重体质虚弱的患者应给予静脉补液,必要时输入静脉营养、血浆、白蛋白或少量多次输入新鲜血,以纠正贫血并增强抵抗力,促进早日恢复。

2.抗感染

尽早胸腔穿刺抽取脓液作细菌培养及药物敏感试验,选择敏感有效的抗生素,以便尽快控制病情。

3.胸腔穿刺

部分急性脓胸的早期,脓液稀薄,经胸腔穿刺很容易抽出脓液。只要选好穿刺部位,均能穿刺成功。穿刺医生亲自胸透,了解脓胸的范围并在透视下确定胸穿部位,如果是局限性脓胸,应先取脓腔直径最大的部位进行穿刺。如果是全脓胸多选在腋后线第 7 肋间。穿刺时应让患者采取舒适的体位,一般采取半坐位或坐在小桌前,双臂趴在桌上,以避免患者过于疲劳,并利于穿刺操作。采用 2%普鲁卡因或利多卡因局部麻醉。穿刺针要选择 18～22 号的粗大针头,长度要 5cm 以上,否则难于刺穿胸壁。穿刺要沿肋骨上缘进针,以避免损伤肋间神经血管,针尖一般指向患者的后上方,使针尖进入胸腔后贴近于胸壁,这样不易损伤肺组织。在针尖进入胸腔大量抽液之前,可将针再推入 0.5～1cm,并使针尖的斜面朝向胸壁,这样可以避免穿刺过程中针尖脱出胸腔,也可避免肺组织膨胀后阻塞针尖,便于将液体抽净。每次胸腔穿刺时均应尽可能将脓液抽净,并在抽净脓液之后,经穿刺针向胸腔内注入适量敏感抗生素。部分脓胸经反复胸腔穿刺及全身治疗可以治愈。由于致病菌不同,脓液黏稠,不易经穿刺针抽出时,可以在穿刺时经穿刺针进胸腔冲洗,在抽出部分脓液后,注入等量的生理盐水或 2%碳酸氢钠溶液及溶纤维素药物,如胰蛋白酶等,反复冲洗,直到抽出液变清亮为止。注意每次注入的冲洗液量,不要超过抽出的液体的总量,以免造成胸腔内压力增高,使脓液扩散到其他部位,引起感染播散。胸腔穿刺法不易彻底治愈脓胸的原因是:随着病情的逐渐好转,脓腔越来越小,穿刺定位越来越困难,有时会残留部分脓腔不能彻底消灭。

4.胸腔闭式引流

急性脓胸发病快，积液多且黏稠，病情危重，有中毒症状的，胸腔穿刺后积液又迅速生成时需行胸腔闭式引流；合并有支气管胸膜瘘或食管胸膜瘘的脓气胸，也需行胸腔闭式引流。

胸腔闭式引流可用套管穿刺置管法在局麻下切开皮肤约 0.5cm，将套管经肋间刺入胸腔，退出金属旬芯，经外套管送入引流管，再退出外套管，皮肤固定并连接引流瓶。此法操作简便，但放入的引流管受外套管的限制，一般都比较细，引流不通畅，不能满足治疗脓胸的需要，另外在退出外套管的时候，会造成引流管周围污染而引起感染，使引流管周围的密封性减退甚至消失，因而使肺的复张受到一定影响。

肋间切开插管引流法局麻后切开皮肤约 2cm，用止血钳纯性分离各层肌肉，直达胸腔，再用弯止血钳夹住引流管前端，直接插入胸腔。此法可以插入较粗的引流管，但是操作较复杂，需有一定的解剖知识和经验。

近年来，各种型号的胸腔闭式引流专用引流管得到广泛应用，此法是在局麻下切开皮肤约 1cm，然后反专用引流管直接插入胸腔，达到一定深度后退出针芯，固定并连接引流瓶即完成胸腔闭式引流操作。此法方便快捷，引流管周围无污染，引流管的粗细可以根据需要随意选择，优点突出，因此应用广泛，效果满意。

5.介入性治疗

包裹性脓胸好发在瘮柱旁沟，由于部位的原因不便放置胸腔闭式引流，如果在后背部放置引流管，患者无法平卧严重影响休息，患者难以接受。作者年年来借用血管穿刺置管方法，行脓腔置管引流冲洗，获得满意疗效。

用 2%普鲁卡因或利多卡因局麻后，用静脉穿刺针刺入脓腔，抽出脓液，证实针尖确在脓腔内后，放入金属导丝退出静脉穿刺针，沿金属导丝放入心血管造影用的猪尾形导管，经导管抽脓并反复冲洗，还可以注入抗生素及溶纤维素药物。此方法的优点是：①导管细且柔软，患者痛苦小，不影响平卧；②导管前端为猪尾状，不会损伤组织，因此可以放心大胆地推进，而将脓腔内的纤维素分隔打开，使其成为一个脓腔便于引流：③导管不透 X 线，便于在透视下观察脓腔的大小；④开头脓腔在治愈过程中逐渐缩小，导管可逐渐退出，但只要仍能抽出脓液就证实导管仍在脓腔之中，克服了反复胸腔穿刺到最后不易找到脓腔的困难；⑤导管细，脓胸治愈后拔管时无须换药。此法优点多，疗效确切，今后可望广泛应用。

五、并发症

急性脓胸如果未经严格治疗会逐渐转为慢性脓胸，脓液中的纤维素大量沉积在胸膜上，胸膜中的毛细血管及成纤维细胞向纤维素内生长，成为肉芽组织，机化成为较厚的、致密包膜，即胸膜纤维板，此时属机化期。广泛、坚硬的胸膜纤维板包裹肺组织，并严重限制胸廓的运动，使胸廓内陷，纵隔移位，呼吸功能严重减退。从来引起呼吸系统方面的疾病。脓胸并发假性胸壁疝很少见。本病的特点是：胸壁半圆囊肿物，质软，易被压缩，局部呈反常呼吸。本症多并发于未及时治疗的婴幼儿急性脓胸患者。因婴幼儿胸壁肌层薄弱，肋骨柔软易被撑开，大量胸腔积液、咳嗽、哭闹等长期的胸内高压冲击有可能迫使壁层胸膜撑开肋间及肌层疝至皮下，导致本症的发生。本症的好发部位为上胸壁，这是由于上胸壁较固定，前胸壁肋间隙较宽，对胸膜腔内压的缓冲能力较下胸壁差，在同样的胸内压下，上胸壁所受压力相对增大之故。假性胸壁疝局部无须处理，随着原发病的治愈，胸腔负压逐渐恢复，囊肿也会自行缩小或消失。

第四节 乳糜胸

由于各种原因流经胸导管回流的淋巴乳糜液外漏并积存于胸膜腔内称为乳糜胸，造成乳糜液外漏于胸腔内的病因：①有外伤，如颈、胸部闭合或开放性损伤；②阻塞，如淋巴瘤、转移癌、纵隔肉芽肿；③先天性胸导管发育不全或形成瘘管。乳糜样胸水中，当脂肪含量 4 克/升时为真性乳糜胸，是与假性乳糜胸区别要点。

一、临床表现

可有外伤或其他基础病史，可有胸痛、气短、心悸、发热等症状，积液多时呼吸困难，晚期有消瘦、乏力、口渴等症状。类同胸腔积液所见。

二、检查

1.胸腔穿刺液检查

液体呈乳白色油状，碱性，无臭味，苏丹Ⅲ染色呈红色，可见脂肪滴，胸液碱化后再以乙醚提取后变清亮。镜检可见到淋巴细胞和红细胞，中性粒细胞罕见。

胸部 X 线，漏出的积液较少时，表现为纵隔包裹性积液征象，上纵隔增宽，明显的乳糜胸同一般胸腔积液。胸腔 B 型超声检查帮助乳糜胸定位和定量，指导胸穿。

2.淋巴管造影

可明确淋巴管和胸导管有无阻塞、压迫和损伤的部位。

三、治疗

1.一般治疗

加强营养，采用低脂高蛋白质饮食，必要时肠道外营养支持，输血浆、白蛋白及氨基酸等。

2.给予相关病因治疗

如因肿瘤压迫所致者加强放、化疗。

3.胸腔穿刺抽液引流

目的在于减轻胸压迫症状，若反复抽液丢失大量脂肪和蛋白质，应给予全身营养支持，尽量少抽液。

4.手术治疗

内科保守治疗无效，考虑手术解除胸导管的压迫和阻塞，对外伤性的可缝合修补胸导管或结扎术。

第五节 大咯血

通常大咯血是指：1 次咯血量超过 100ml，或 24h 内咯血量超过 600ml 以上者。需要强调的是，对咯血病人病情严重程度的判断，不要过分拘泥于咯血量的多少，而应当结合病人的一般情况，包括营养状况、面色、脉搏、呼吸、血压以及有否发绀等，进行综合判断。对那些久病体衰或年迈咳嗽乏力者，即使是少量咯血亦可造成病人窒息死亡，故对这类病人亦应按照大咯血的救治原则进行救治。

一、病因

肺脏有两组血管，即肺循环和支气管循环。起于右心室动脉圆锥的肺动脉及其分支为低压系统，提供着肺脏约 95%的血供。支气管动脉发自于主动脉，为高压系统，一般向肺脏提供约 5%的血液，主要向气道和支撑结构供血。据统计，在大咯血病人当中 90%的出血来自支气管循环，而出血来自肺循环者仅占 10%左右。目前已知可引起咯血的疾病有近 100 种。

二、临床表现

反复咯血可长达数年或数十年，程度不等，从少量血痰到大量咯血不等，咯血量与病情严重程度有时不一致。有些病人平素无咳嗽、咳痰等呼吸道症状，以反复咯血为主要表现。

三、检查

(一)实验室检查

1.血液学检查

炎症时白细胞总数常增多，并有核左移。如发现有幼稚型白细胞则应考虑白血病的可能。嗜酸性粒细胞增多常提示有寄生虫病的可能。有出血性疾病时，应测定出凝血时间、凝血酶原时间及血小板计数等，必要时作骨髓检查。

2.痰液检查

通过痰涂片和培养，查找一般致病菌、结核菌、真菌、寄生虫卵及肿瘤细胞等。

(二)其他辅助检查

1.胸部 X 线检查

胸部 X 线片对咯血的诊断意义重大，故应作为常规检查项目。要求多个体位投照，必要时还应加照前弓位、点片及断层片。胸片上出现沿支气管分布的卷发状阴影，多提示支气管扩张；液平多见于肺脓肿；实质性病变多考虑肺部肿瘤。值得注意的是，在病灶大量出血时血液可被吸入邻近气道，此种吸入可导致肺泡充盈，形成血液吸入性肺炎。在早期易与肺部实质性病变相混淆，但血液吸入性肺炎常在 1 周内吸收，故再次摄片将有助于两者鉴别。

2.胸部 CT

是一项非侵袭性检查，对肺功能障碍者较为安全。但对活动性大咯血患者，一般应在咯血停止后进行。与普通 X 线胸片相比，在发现与心脏及肺门血管重叠的病灶及局部小病灶等方面，CT 检查有其独特的优势。在评价稳定期支气管扩张病人方面，胸部 CT 已基本取代了支气管造影。国外的一项研究报告，CT 对囊状支气管扩张的敏感性为 100%，对柱状支气管扩张的敏感性为 94%；特异性均为 100%。受价格因素影响，目前对大咯血病人，胸部 CT 仍只作为二线检查项目。

3.支气管镜检查

对大咯血病因诊断不清，或经内科保守治疗止血效果不佳者，目前多主张在咯血期间及早施行支气管镜检查。其依据是：

(1)早期施行支气管镜检查可更加准确地确定出血部位。

(2)可显著提高咯血病因诊断的正确率。

(3)为治疗方法的选择和实施提供依据(如外科手术，支气管动脉栓塞术等)。

(4)可直接对出血部位进行局部止血。

支气管镜的种类可分为硬质支气管镜和可屈支气管镜(即纤维支气管镜)。通常外科医生多喜欢选用硬质支气管镜，而肺科医生则更偏爱纤维支气管镜。相比较而言，纤维支气管镜具有操作简便，无须全身麻醉，可见区域广且损伤小等优点，故已被临床广泛采用。然而，一旦出血量超过纤维支气管镜的吸引能力，或反复出现血凝块玷污和堵塞纤维支气管镜等情况时，应改用硬质支气管镜来进行检查。或给予气管插管，以防止出血量过大而造成窒息，同时也便于纤维支气管镜吸引管腔或末梢被血凝块堵塞后的退出清洗和再入。应当强调，咯血期间进行支气管镜检查具有一定危险性。因此，检查前应做好必要的抢救准备，尤其是对窒息的抢救准备。同时应注意检查过程中的给氧以及心电图、血压、氧饱和度等的监测，减少不良后果的发生。

4.支气管造影

随着胸部CT及纤维支气管镜的广泛应用，现已能够对直径仅几毫米的气道进行直视观察。加上支气管造影检查的操作过程，具有造成病人低氧和支气管痉挛的潜在危险，大咯血病人往往难以耐受。因此，对于近期或活动性咯血病人而言，其诊断价值相当有限。目前，支气管造影主要用于：①为证实局限性支气管扩张(包括隔离的肺叶)的存在；②为排除拟行外科手术治疗的局限性支气管扩张病人存在更广泛的病变。

5.血管造影

(1)选择性支气管动脉造影近年的1组资料显示，306例咯血病人中，出血来自支气管动脉者280例(占91.5%)，来自肺动脉者26例(仅占8.5%)。另1组对72例大咯血病人的研究发现，出血来自肺动脉者也仅占8.4%。可见咯血病人的出血，绝大部分来自支气管动脉系统。选择性支气管动脉造影不仅可以明确出血的准确部位，同时还能够发现支气管动脉的异常扩张、扭曲变形、动脉瘤形成以及体循环-肺循环交通支的存在，从而为支气管动脉栓塞治疗提供依据。

(2)肺动脉造影对空洞型肺结核、肺脓肿等疾患所引起的顽固性大咯血；以及怀疑有侵蚀性假性动脉瘤、肺动脉畸形存在者，应在作选择性支气管动脉造影的同时，加作肺动脉造影。

6.同位素扫描

出血停止后行通气/灌注扫描有助于明确肺栓塞的诊断。

四、诊断

一般经过询问病史和体检以及上述各项检查之后，对大咯血的病因多可作出正确的诊断。咯血常为全身疾病临床表现的一部分，全面、细致的体格检查将有助于咯血的病因诊断。

五、并发症

1.窒息

大咯血病人的主要危险在于窒息，这是导致病人死亡的最主要原因。因此，在大咯血的救治过程中，应时刻警惕窒息的发生。一旦发现病人有明显胸闷、烦躁、喉部作响、呼吸浅快、大汗淋漓、一侧(或双侧)呼吸音消失,甚至神志不清等窒息的临床表现时,应立即采取以下措施,全力以赴地进行抢救。

(1)尽快清除堵塞气道的积血,保持气道通畅:迅速将病人抱起,使其头朝下,上身与床沿成45°~90°角。助手轻托病人的头中使其向背部屈曲,以减少气道的弯曲。并拍击病人背部,尽可能倒出滞留在气道内的积血。同时将口撬开(注意义齿),清理口咽部的积血,然后用粗导管(或纤支镜)经鼻插入气管内吸出积血。

(2)吸氧,立即给予高流量的氧气吸入。

(3)迅速建立静脉通道,最好建立两条静脉通道,并根据需要给予呼吸兴奋剂、止血药物及补充血容量。

(4)绝对卧床,等窒息解除后,保持病人于头低足高位,以利体位引流。胸部可放置冰袋,并鼓励病人将气道内积血咳出。

(5)加强生命体征监测,防止再度窒息发生。注意血压、心率、心电、呼吸及血氧饱和度等的监测,准备好气管插管及呼吸机等设施,以防再窒息。

2.失血性休克

若患者因大量咯血而出现脉搏细速、四肢湿冷、血压下降、脉压减少,甚至意识障碍等失血性休克的临床表现时,应按照失血性休克的救治原则进行抢救。

3.吸入性肺炎

咯血后,病人常因血液被吸收而出现发热,体温38℃左右或持续不退,咳嗽剧烈,白细胞总数升高、核左移、胸片示病变较前增多,常提示合并有吸入性肺炎或结核病灶播散,应给予充分的抗生素或抗结核药物治疗。

4.肺不张

由于大量咯血,血块堵塞支气管;或因病人极度虚弱,镇静剂、镇咳剂的用量过度,妨碍了支气管内分泌物和血液排出,易造成肺不张。肺不张的处理,首先是引流排血或排痰,并鼓励和帮助病人咳嗽。若肺不张时间不长,可试用氨茶碱、α-糜蛋白酶等,雾化吸入,湿化气道,以利于堵塞物的排出。当然消除肺不张的最有效办法,是在纤维支气管镜下进行局部支气管冲洗,清除气道内的堵塞物。

六、治疗

1.一般处理,绝对卧床休息

医护人员应指导病人取患侧卧位,并做好解释工作,消除病人的紧张和恐惧心理。咯血期间,应尽可能减少一些不必要的搬动,以免途中因颠簸加重出血,窒息致死。同时,还应鼓励病人咳出滞留在呼吸道的陈血,以免造成呼吸道阻塞和肺不张。如病人精神过度紧张,可用小剂量镇静剂。对频发或剧烈咳嗽者,可给予镇咳药。必要时可给予可待因口服。但对年老体弱患者,不宜服用镇咳药。对肺功能不全者,禁用吗啡、哌替啶,以免抑制咳嗽反射,造成窒息。

2.止血治疗

(1)药物止血:①垂体后叶素可直接作用于血管平滑肌,具有强烈的血管收缩作用。用药后由于肺小动脉的收缩,肺内血流量锐减,肺循环压力降低,从而有利于肺血管破裂处血凝块的形成,达到止血目的。对患有高血压、冠心病、动脉硬化、肺源性心脏病、心力衰竭以及妊娠患者，均应慎用或不用。②血管扩张剂通过扩张肺血管，降低肺动脉压及肺楔压及肺楔嵌压；同时体循环血管阻力下降，回心血量减少，肺内血液分流到四肢及内脏循环当中，起到"内放血"的作用。造成肺动脉和支气管动脉压力降低，达到止血目的。对于使用垂体后叶素禁忌的高血压、冠心病、肺心病及妊娠等患者尤为适用。治疗中副作用少，但为了防止直立性低血压及血压下降的发生，用药期间应卧床休息。对血容量不足患者，应在补足血容量的基础上再用此药。③阿托品、山莨菪碱对大咯血病人亦有较好的止血效果。此外亦有采用异山梨酯及氯丙嗪等治疗大咯血，并取得一定疗效。④一般止血药主要通过改善凝血机制，加强毛细血管及血小板功能而起作用。

此外尚有减少毛细血管渗漏的卡巴克络(安络血)；参与凝血酶原合成的维生素 K；对抗肝素的鱼精蛋白以及中药云南白药、各种止血粉等。鉴于临床大咯血多是由于支气管或肺血管破裂所致，故上述药物一般只作为大咯血的辅助治疗药物。

(2)支气管镜在大咯血治疗中的应用：对采用药物治疗效果不佳的顽固性大咯血患者，应及时进行纤维支气管镜检查。其目的：一是明确出血部位；二是清除气道内的陈血；三是配合血管收缩剂、凝血酶、气囊填塞等方法进行有效的止血。出血较多时，一般先采用硬质支气管镜清除积血，然后通过硬质支气管镜应用纤维支气管镜，找到出血部位进行止血。目前借助支气管镜采用的常用止血措施有：①支气管灌洗；②局部用药；③气囊填塞。

(3)选择性支气管动脉栓塞术：根据肺部受支气管动脉和肺动脉的双重血供，两套循环系统间常存在潜在交通管道，并具有时相调节或相互补偿的功能。当支气管动脉栓塞后，一般不会引起支气管与肺组织的坏死，这就为支气管动脉栓塞术治疗大咯血提供了客观依据。近 20 年来，动脉栓塞术已被广泛应用于大咯血病人的治疗。尤其是对于双侧病变或多部位出血；心、肺功能较差不能耐受手术或晚期肺癌侵及纵隔和大血管者，动脉栓塞治疗是一种较好的替代手术治疗的方法。栓塞治疗通常在选择性支气管动脉造影，确定了出血部位的同时进行。但当患者 X 线胸片阴性、双侧均有病变或一侧病变不能解释出血来源时，选择性支气管动脉造影将无法进行。这时先行纤维支气管镜检查，常能帮助明确大咯血的原因及出血部位，从而为选择性支气管动脉造影和支气管动脉栓塞术创造条件。一旦出血部位明确以后，即可采用吸收性明胶海绵(吸收性明胶海绵)、氧化纤维素、聚氨基甲酸乙酯或无水酒精等栓塞材料，将可疑病变的动脉尽可能全部栓塞。如果在支气管及附属系统动脉栓塞以后，出血仍持续存在，需考虑到肺动脉出血的可能。最多见的是侵蚀性假性动脉瘤、肺脓肿、肺动脉畸形和肺动脉破裂。此时还应对肺动脉进行血管造影检查，一旦明确病变存在，主张同时做相应的肺动脉栓塞。支气管动脉栓塞术治疗大咯血的近期效果肯定，一般文献报道有效率可达 80%左右。但这毕竟只是一种姑息疗法，不能代替手术、消炎、抗结核等病因治疗。注意当造影显示，脊髓动脉是从出血的支气管动脉发出时，栓塞是禁忌的，因为这有造成脊髓损伤和截瘫的危险。

(4)放射治疗：有文献报道，对不适合手术及支气管动脉栓塞的晚期肺癌及部分肺部曲菌感染引起大咯血病人，局限性放射治疗可能有效。推测放疗引起照射局部的血管外组织水肿，血管肿胀和坏死，造成血管栓塞和闭锁，起到止血效果。

3.手术治疗

绝大部分大咯血病人，经过上述各项措施的处理后出血都可得到控制。然而，对部分虽经积极的保守治疗，仍难以止血，且其咯血量之大直接威胁生命的患者，应考虑外科手术治疗。

（1）手术适应证：24h 咯血量超过 1500ml，或 24h 内 1 次咯血量达 500ml，经内科治疗无止血趋势。反复大咯血，有引起窒息先兆时。一叶肺或一侧肺有明确的慢性不可逆性病变（如支气管扩张、空洞性肺结核、肺脓肿、肺曲菌球等）。

（2）手术禁忌证：两肺广泛的弥漫性病变（如两肺广泛支气管扩张，多发性支气管肺囊肿等）。全身情况差，心、肺功能代偿不全。非原发性肺部病变所引起的咯血。

（3）手术时机的选择：手术之前应对病人进行胸片、纤维支气管镜等检查，明确出血部位。同时应对病人的全身健康状况，心、肺功能有一个全面的评价。对无法接受心、肺功能测试的患者，应根据病史、体检等进行综合判断。尤其是肺切除后肺功能的估计，力求准确。手术时机以选择在咯血的间隙期。此期手术并发症少，成功率高。据国外的 1 组资料显示，在活动性大咯血期间施行手术，死亡率可高达 37%，其中绝大部分病人的直接死亡原因是手术期间的血液吸入所致。相反在咯血间隙期手术，其死亡率仅为 8%。可见，手术选择在大咯血间隙期进行，可明显降低死亡率。

第六节　气管支气管异物

气管、支气管异物为耳鼻咽喉科常见急危疾病之一，多见于 5 岁以下儿童，严重性取决于异物的性质和造成气道阻塞的程度，轻者可致肺部损害，重者可窒息死亡。异物分内源性和外源性。内源性异物乃因呼吸道炎症发生的伪膜、干痂、血块、脓液、呕吐物等。外源性异物系经口吸入的各种物体。

一、病因

异物常见于儿童，因为：①小儿的咀嚼功能及喉反射功能不健全，较硬食物未经嚼碎而咽下，容易误吸；②喜欢将小玩具或食物含在口中，在突然惊吓、哭闹时，易将口含物吸入。

成人发生异物的情况少见，发生在睡眠或昏迷时将呕吐物或假牙等吸入气管。

二、症状

吸入异物后突然发生剧烈呛咳、憋气、呼吸困难、气喘、声嘶。咳嗽剧烈可引起流泪、呕吐。经过阵发性咳嗽后（10～30 分钟），异物如贴于气管壁或卡在支气管分支中不动，则症状暂时缓解。但经活动，体位变动后异物又活动，则重新引起剧烈咳嗽和呼吸困难。在总气管的异物向上撞击声门时，产生冲撞声门的拍击声，在咳嗽和吸气期末可听到；较大异物完全堵塞总气管时则发生窒息。如异物落入支气管，早期症状同总气管异物；落入支气管后活动范围小，因而咳嗽症状也轻。因植物性异物刺激性较大，常引起感染、出现发热、痰多，如果完全堵塞支气管，则症状更明显。

三、检查

X 线检查：不透射线的异物可立即显现。透射线的异物可根据临床表现做出诊断，如原因不明的肺不张、肺气肿、支气管肺炎及纵隔偏移等。胸透较胸片有其优点，可动态观察纵隔改变情况。总气管或主支气管异物，吸气时可见纵隔变宽。一侧支气管异物，可见纵隔随呼吸摆动。胸部正、侧位断层有时可发现较小异物，必要时可做CT或超声检查，以帮助诊断。

如果异物存留时间较长，难以明确诊断者，除需要和肺科医生讨论外，做气管镜检查对明确诊断是必要的。

四、鉴别

气管支气管异物需与食管异物鉴别。扁平形异物如钱币在与食管异物鉴别时，由于声门裂为纵行方向，后前位片上异物窄面的方向多与其一致，呈纵行条状影，侧位片上则显示异物宽面。食管由于前后径窄，横径宽，后前位片上，可显示异物宽面，侧位片上呈窄条状影。

注意与一般气管炎、肺炎、肺气肿、哮喘、脓胸等鉴别。

五、治疗

气管支气管异物的诊断确定后，须立即手术取出异物。

第七节　食管异物

食管异物是指因饮食不慎，误咽异物，如鱼刺、骨片或脱落的假牙等，异物可暂时停留或嵌顿于食管。常表现为食管异物感、吞咽困难、胸骨后疼痛等。严重者可造成食管瘘、纵隔脓肿、穿破大血管甚至危及生命，一经确诊需立即处理。

一、临床表现

通常症状的严重程度与异物的特性、部位及食管壁的损伤程度有关。

1.吞咽困难

吞咽困难与异物所造成的食管梗阻程度有关。完全梗阻者吞咽困难明显，流质难以下咽，多在吞咽后立即出现恶心、呕吐；对于异物较小者，仍能进流质或半流质饮食。

2.异物梗阻感

若异物在上段食管时症状较明显；若异物在中下段食管时，可无明显梗阻感或只有胸骨后异物阻塞感及隐痛。

3.疼痛

疼痛常表示食管异物对食管壁的损伤程度，较重的疼痛是异物损伤食管肌层的信号，应加以重视。通常光滑的异物为钝痛，边缘锐利和尖端异物为剧烈锐痛。异物嵌顿导致食管穿孔的患者常述胸痛，有皮下气肿、气胸、局部脓肿等典型穿孔体征。

4.反流症状

患者常有反酸、胃灼热等症状。

5.呼吸道症状

主要表现为呼吸困难、咳嗽、发绀等。多发生于婴幼儿，特别是在食管入口及食管上段的异物。异物较大或尖锐带刺者，可压迫喉或损伤黏膜引起炎症。

二、检查

1.影像学检查

临床考虑食管异物，应立即进行胸部X线片、上消化道钡餐或胸部CT等检查，可以了解异物大小、形态、部位、是否穿透血管壁等。

2.胃镜检查

胃镜检查可以更进一步确诊食管异物的大小、性质、部位、嵌顿情况，结合影像学制定治疗方案。

三、诊断

（1）患者常有明确的吞食异物的病史，突发的吞咽困难、异物感、疼痛等症状可提示食管异物的可能性。

（2）结合影像学及胃镜检查，即可确诊。

四、治疗

（1）充分的术前准备，详细采集患者病史，进行X线、钡剂造影等辅助检查，明确患者有无内镜检查的禁忌证，尽早行内镜下异物取出术。

（2）若异物较大、嵌顿于食管壁或估计穿透食管壁全层、累及主动脉，可根据情况在外科协助下，考虑内镜下取出或直接外科手术；若异物嵌顿超过24小时，CT提示食管腔外脓肿形成或有严重并发症，应外科手术。

（3）术后常规质子泵抑制剂抑酸治疗，若已发生穿孔，则需禁食、胃肠减压、抗生素预防性抗感染，术后3天口服碘水造影，如无异常可恢复饮食。

第八节　食管化学性灼伤

食管化学性烧伤又称急性腐蚀性食管炎是因吞服了强酸、强碱等化学腐蚀剂而造成食管严重损伤所引起的炎症。腐蚀剂的种类、浓度和数量与食管炎的轻重密切相关。

一、病因

食管化学性烧伤在临床上分为酸性和碱性腐蚀两类。酸性化学物质，如强酸（有硫酸、硝酸、盐酸、石炭酸等）可与组织接触面发生凝固性坏死，由于食管鳞状上皮表面所附黏液耐酸能力较强，多可阻止酸向深部组织渗透，故其可不被吸收而达到胃内；碱性化学物质，如氢氧化钾、氢氧化钠、来苏儿液、卤水、稀氨溶液（氨水）及石灰水等能溶解蛋白质、胶原和脂肪，吞服后主要产生液化性坏死，并向深部组织渗透，引起广泛的组织损害。液态碱因为比重较高，易通过咽部进入食管和胃；固态碱则因较易黏附而常局限于咽或食管某一区域。

二、临床表现

早期症状为流涎、呕吐、发热及吞咽疼痛和困难，胸骨后和剑突下疼痛，约2周后上述症状渐消失，烧伤后期（约1个月后）再度出现吞咽困难，并有逐渐加重的趋势，出现部分或完全性食管梗阻。可并发咳嗽、气急及呼吸道吸入性肺水肿或感染等。

三、检查

合并食管穿孔出血和呼吸道感染时可见血白细胞计数升高,血红蛋白降低。

1.X 线检查

X 线检查应在急性炎症消退后,病人能吞服流食方可作食管造影检查。如疑有食管瘘或穿孔,造影剂可流入呼吸道,最好采用碘油造影。依据病变发展的不同阶段及损伤程度不同,轻者:早期为食管下段继发性痉挛,黏膜纹理尚正常,也可轻度增粗、扭曲、后期瘢痕、狭窄不明显。中度:食管受累长度增加,继发性痉挛显著,黏膜纹理不规则呈锯齿状或串珠状。重症者:管腔明显缩小,甚至呈鼠尾状。

2.食管镜检查

除休克或穿孔者外,应尽早施行,以判断病变范围,防止因狭窄而形成梗阻。需定期内镜复查除进行扩张狭窄的食管外,及早发现食管癌,因癌的发生率比正常食管要高,尤其是强碱致成的食管狭窄。

四、诊断

主要依靠病史。体检时首先发现咽颊部烧伤。根据烧伤程度和腐蚀剂的剂量和性状及吞咽是否困难来判断有无食管烧伤。食管化学性烧伤一般根据其病史、症状及体征不难诊断,且常与腐蚀性胃炎并存。

五、鉴别诊断

在临床中应注意是否合并有食管的其他病变。对于中老年男性患者而言,尤需注意与食管癌的鉴别。食管癌以吞咽困难、消瘦等为主要表现,病情呈进行性加重,X 线及胃镜结合活组织检查可明确诊断。

六、并发症

吞服腐蚀剂后的并发症可以分为局部和全身两类。

1.全身并发症

服毒量较多,则有全身中毒现象,重者在数小时内或 1～2 天内死亡。

2.局部并发症

(1)出血在服毒后数天内可出现小量吐血,但大量出血则为坏死组织脱落所致,常出现于 1～2 周内,一般多在 10 天左右突然发生大量出血,重的可因无法制止而死亡。故对严重的患者,1 周后各种症状虽然消失,最好仍应卧床休息、进流质饮食直至 2 周后,如此多不致发生大量出血。

(2)食管穿孔和纵隔炎只并发于吞服毒液过浓而量又大的患者,一般碱性腐蚀较酸性者更易发生食管穿孔,多在食管下端破裂至左侧胸腔,有时穿过至气管,形成气管食管瘘管,文献上曾有偶然破溃至主动脉弓的报道。

(3)胃烧伤、胃穿孔和腹膜炎并发于酸性腐蚀剂者为多,呈急腹症表现,病情危重。

(4)喉水肿、吸入性肺炎、肺脓肿和支气管扩张症可以并发于急性腐蚀性食管炎和瘢痕狭窄时期,尤易发于儿童患者。

(5)食管瘢痕狭窄常为难以避免的并发症,只有早期预防才可防止其发生,胃瘢痕狭窄也常并发于吞咽酸性腐蚀剂的患者中。

七、治疗

立即终止接触毒物，消除胃肠道尚未吸收的毒物，并促进已吸收的毒物排出。根据毒物的性质，选择应用相应的解毒剂，如强酸中毒时可采用弱碱或镁乳、肥皂水、氢氧化铝凝胶等中和。强碱可用弱酸中和，常用稀醋、果汁等。除以上治疗外，腐蚀性食管炎早期阶段，激素和抗生素为主要的治疗药。泼尼松（强的松）一次剂量为 20mg，每 8 小时 1 次，1 个疗程为 4～5 天，以后逐渐减量，延至几周，方可停药。根据有无感染、感染程度和细菌种类酌情使用广谱抗生素。尽早采用汞探条扩张，其目的是防止管腔狭窄，早到烧伤后 24～48 小时进行，一般为 4～6 周进行扩张。若扩张无效，需进行食管切除和食管胃吻合，或用结肠代食管以恢复消化道的连续性。

第九节　急性纵隔炎

急性纵隔炎指纵隔内的细菌感染，常由原发性肺结核或组织胞浆菌病感染所致。本病分为急性和慢性二型。急性纵隔炎多形成脓肿，病情严重。常见的症状为寒战、高热、气短及颈部疼痛，重者可伴有纵隔内积脓、积气、纵隔气肿及皮下气肿。慢性纵隔炎多为肉芽肿样。

一、病因

急性纵隔炎指外伤手术和感染引起的急性纵隔结缔组织化脓性炎症。结核、组织胞浆菌病、放线菌、结节病、梅毒、外伤后纵隔出血以及药物中毒等均可引起纵隔纤维化。也可能与自身免疫有关。临床少见为继发性，如贯通性胸部外伤、食管或气管破裂、咽下异物造成食管穿孔、食管手术后吻合口瘘、食管镜检查时、外伤穿孔和食管癌溃疡穿孔等为常见病因；也可能为自发性，如呕吐。偶因邻近组织如食管后腔、肺、胸膜腔淋巴结、心包膜等的感染灶的直接蔓延而引起。

二、临床表现

急性纵隔炎早期无症状，逐渐出现纵隔器官受压或粘连的症状，表现为上腔静脉梗阻综合征，出现静脉压增高、头面部、颈部及上肢水肿、颈静脉充盈，胸壁上侧支循环静脉扩张。急性纵隔炎常见的症状为寒战、高热、气短及颈部疼痛，重者可伴有纵隔内积脓、积气、纵隔气肿及皮下气肿。感染的脓液也可破入胸膜腔引起急性脓胸及脓气胸。由于侧支循环的建立，梗阻可逐渐减轻，症状也可改善或消失。病变累及其他器官则可引起各器官梗阻的相应症状。如吞咽困难、咳嗽、气促、肺动脉受压引起肺动脉压增高；累及肺静脉可导致肺血管瘀血，出现咯血；压迫膈神经引起膈肌麻痹；压迫喉返神经出现声音嘶哑等症状；若脓肿压迫气管可产生高音调性质的咳嗽、呼吸困难、心动过速、发绀，严重时出现休克，危及生命。查体可见上肢和颈部皮下气肿及捻发音，病情进展时皮下气肿可达胸部、腹部及下肢皮下，胸骨有触痛，纵隔浊音界扩大，颈部肿胀，心率增快。

三、检查、诊断

1.实验室检查

周围血常规示白细胞和中性粒细胞计数明显增多。

2.其他辅助检查

胸部X线正位片示两侧纵隔阴影增宽，以上纵隔为明显，炎症累及周围胸膜致两侧轮廓模糊；侧位胸片示胸骨后密度增加，气管、主动脉弓的轮廓模糊。可于纵隔的一侧或双侧见突出的脓肿阴影，气管、食管受压移位。还可出现纵隔气肿、脓肿和液平、胸腔液气胸等征象。食管碘油或有机碘液造影可发现食管穿孔部位、食管支气管瘘或食管胸膜瘘。

急性纵隔炎的诊断主要根据病史、临床症状及X线检查，X线可见纵隔增宽，纵隔内积脓、积气影像，一般可作出诊断，必要时纵隔穿刺抽出脓液即可确诊。

四、治疗

急性纵隔炎的处理，主要针对病因及原发病进行治疗。纵隔外伤致气管破裂者，可行气管修补术；食管破裂或术后吻合口瘘者，可行食管修补术，禁食补液及胃肠减压。如因误吞枣核、菱角等异物引起，须取出异物并同时引流方能控制感染；如异物进入胸腔，或形成一侧脓胸则须开胸取出异物，同时引流。如系贯通性外伤或手术后引起，则须根据伤情、病情进行具体处理。

根据脓液培养，指导敏感抗生素的选择。大量抗生素控制感染、输血、输液、防治休克、营养支持、吸O_2、物理或药物降温以减少全身消耗，均为重要措施。若为食管穿孔必须禁食，必要时可行胃或空肠造瘘术，胃肠道营养或锁骨下静脉穿刺行深静脉营养。

第二章　心脏急重症

第一节　急性心包炎

急性心包炎是由心包脏层和壁层急性炎症引起的综合征。临床特征包括胸痛、心包摩擦音和一系列异常心电图变化。病因较多，可来自心包本身疾病，也可为全身性疾病的一部分，临床上以结核性、非特异性、肿瘤者为多见，全身性疾病如系统性红斑狼疮、尿毒症等病变易累及心包引起心包炎。其治疗包括对原发疾病的病因治疗、解除心脏压塞和对症治疗，自然病程及预后取决于病因。

一、病因

急性心包炎的病因很多，部分病因不明。常见的病因有特发性(非特异性)、感染性(病毒、细菌、结核等)、免疫—炎症性、肿瘤及创伤等。其中以非特异性、结核性、化脓性和风湿性心包炎较为常见。国外资料表明，非特异性心包炎已成为成年人心包炎的主要类型；国内报告则以结核性心包炎居多，其次为非特异性心包炎。恶性肿瘤和急性心肌梗死引起的心包炎在逐渐增多。随着抗生素和化学治疗的进展，结核性、化脓性和风湿性心包炎的发病率已明显减少。除系统性红斑狼疮性心包炎外，男性发病率明显高于女性。

二、临床表现

1.症状

(1)心前区疼痛常于体位改变、深呼吸、咳嗽、吞咽、卧位尤其当抬腿或左侧卧位时加剧，坐位或前倾位时减轻。疼痛通常局限于胸骨下或心前区，常放射到左肩、背部、颈部或上腹部，偶向下颌，左前臂和手放射。有的心包炎疼痛较明显，如急性非特异性心包炎；有的则轻微或完全无痛，如结核性和尿毒症性心包炎。

(2)心脏压塞的症状可出现呼吸困难、面色苍白、烦躁不安、发绀、乏力、上腹部疼痛、水肿、甚至休克。

(3)心包积液对邻近器官压迫的症状肺、气管、支气管和大血管受压迫引起肺瘀血，肺活量减少，通气受限制，加重呼吸困难，使呼吸浅而速。患者常自动采取前卧坐位，使心包渗液向下及向前移位，以减轻压迫症状。气管受压可产生咳嗽和声音嘶哑。食管受压可出现咽下困难症状。

(4)全身症状心包炎本身亦可引起畏寒、发热、心悸、出汗、乏力等症状，与原发疾病的症状常难以区分。

2.体征

(1)心包摩擦音是急性纤维蛋白性心包炎的典型体征。在胸骨左缘第三、四肋间、胸骨下部和剑突附近最清楚。常仅出现数小时、或持续数天、数星期不等。当渗液出现两层心包完全分开时，心包摩擦音消失；如两层心包有部分粘连，虽有大量心包积液，有时仍可闻及摩擦音。在心前区听到心包摩擦音，就可作出心包炎的诊断。

(2)心包积液积液量在200～300ml以上或渗液迅速积聚时产生以下体征：①心脏体征心尖冲动减弱、消失或出现于心浊音界左缘内侧处。心浊音界向两侧扩大、相对浊音区消失，患者由坐位转变为卧位时第二、三肋间的心浊音界增宽。心音轻而远，心率快。少数患者在胸骨左缘第三、四肋间可听得舒张早期额外者(心包叩击音)，此音在第二心音后0.1秒左右，声音较响，呈拍击样。②左肺受压迫的征象有大量心包渗液时，心脏向后移位，压迫左侧肺部，可引起左肺下叶不张。左肩胛肩下常有浊音区，语颤增强，并可听到支气管呼吸音。③心脏压塞的征象快速心包积液，即使仅100毫升，可引起急性心脏压塞，出现明显的心动过速，如心排血量显著下降，可产生休克。当渗液积聚较慢时、除心率加速外，静脉压显著升高，可产生颈静脉怒张，搏动和吸气时扩张，肝大伴触痛，腹腔积液，皮下水肿和肝-颈静脉反流征阳性等体循环瘀血表现。可出现奇脉。

三、检查

1.心电图

急性心包炎的心电图演变典型演变可分四期：①ST段呈弓背向下抬高，T波高。一般急性心包炎为弥漫性病变，故出现于除aVR和V1外所有导联，持续2天至2周左右。V6的ST/T比值≥0.25。②几天后ST段回复到基线，T波减低、变平。③T波呈对称型倒置并达最大深度，无对应导联相反的改变(除aVR和V1直立外)。可持续数周、数月或长期存在。④T波恢复直立，一般在3个月内。病变较轻或局限时可有不典型的演变，出现部分导联的ST段、T波的改变和仅有ST段或T波改变。

2.超声心动图检查

检查是否存在心包积液，有助于确诊急性心包炎。可估计心包积液的量，提示有无心脏压塞，是否合并其他心脏疾病，如心肌梗死、心力衰竭。心脏压塞时的特征为：右心房及右心室舒张期塌陷；吸气时右心室内径增大，左心室内径减少，室间隔左移等。

3.血液化验

感染者可能有白细胞计数增多、红细胞沉降率增快及C反应蛋白浓度增加。肌钙蛋白可以轻度升高，可能与心外膜心肌受到炎症刺激有关，大部分急性心包炎患者合并肌钙蛋白升高者，冠脉造影正常。

4.X线检查

可见心脏阴影向两侧扩大，心脏搏动减弱；尤其是肺部无明显充血现象而心影明显增大是心包积液的有力证据，可与心力衰竭相鉴别。成人液体量小于250ml，X线难以检出心包积液。

5.心脏CT或心脏MRI

心脏CT和心脏MRI越来越多地用来诊断心包炎，二者均可以非常敏感地探测到心包积液和测量心包的厚度。心脏CT可以测量急性心包炎时心包的增厚，但这并不是诊断急性心包炎的指标。最敏感的诊断急性心包炎的方法是心包MRI延迟显像。

四、诊断

在心前区听到心包摩擦音，则心包炎的诊断即可确立。在可能并发心包炎的疾病过程中，如出现胸痛、呼吸困难、心动过速和原因不明的体循环静脉淤血或心影扩大，应考虑为心包炎伴有渗液的可能。心电图异常表现者，应注意与早期复极综合征、急性心肌缺血等进行鉴别。

尽管目前尚没有统一的诊断标准，但既往的研究提示诊断急性心包炎需要满足以下四个条件中的至少两条：

(1)特征性的胸痛。

(2)心包摩擦音。

(3)具有提示性的心电图改变。

(4)新出现的或者加重的心包积液。

五、治疗

急性心包炎的治疗包括对原发疾病的病因治疗、解除心脏压塞和对症治疗。风湿性心包炎时应加强抗风湿治疗；结核性心包炎时应尽早开始抗结核治疗，并给予足够的剂量和较长的疗程，直到结核活动停止后一年左右再停药，如出现心脏压塞症状，应进行心包穿刺放液；如渗液继续产生或有心包缩窄表现，应及时作心包切除，以防止发展为缩窄性心包炎；化脓性心包炎时应选用足量对致病菌有效的抗生素，并反复心包穿刺抽脓和心包腔内注入抗生素，如疗效不著，即应及早考虑心包切开引流，如引流发现心包增厚，则可作广泛心包切除；非特异性心包炎时肾上腺皮质激素可能有效，如反复发作亦可考虑心包切除。

第二节　心脏压塞

心脏压塞是指心包腔内液体增长的速度过快或积液量过大时，压迫心脏而限制心室舒张及血液充盈的现象。

一、疾病简介

大量的炎性渗出性液体或血液进入心包腔，使心包腔内压力增高，由正常时的负压成为程度不等的正压，由于心包腔内压力的异常增高，对心房和心室都产生压力，使心脏活动受限、回心血量减少，每搏心搏量减少。

心脏压塞常见的病因有肿瘤、心包炎、尿毒症、心肌梗死、心导管操作，胸部挫伤或钝器伤也可引起心脏压塞。

典型的临床表现为急性循环衰竭，动脉压下降、脉压变小甚至休克。慢性心脏压塞症状不典型，表现为体循环静脉压增高，如颈静脉怒张、奇脉等心脏压塞的治疗有心包穿刺抽液、心包开窗引流等。

二、病因及分类

根据心包腔内液体量增长的速度快慢可分为急性心脏压塞和慢性心脏压塞。

急性心脏压塞可见于急性心包炎、心包积血(心肌梗死后、主动脉瘤或夹层动脉瘤破裂)、胸部创伤(穿透性)及肿瘤等。

慢性心脏压塞见于特发性心包积液、结核性心包积液、心脏和心包肿瘤、黏液性水肿、心肌梗死后综合征,心包切开术后综合征、结缔组织病、胸部放射治疗后等。

三、诊断要点

1.病史

患者可有引起心包积液的基础病,如心脏肿瘤或其他部位肿瘤、心包炎、心脏/主动脉外伤史、心导管检查史或正在使用抗凝剂等。

2.症状

急性心脏压塞主要表现为心排血量显著减少,亚急性或慢性心脏压塞主要表现为静脉系统瘀血,两者的血流动力学改变有所不同,临床表现有较大的差别。急性心脏压塞,患者突发胸闷,呼吸困难,全身冷汗,极度烦躁、面色苍白或发绀、神志不清,呈现休克或休克前状态。亚急性心脏压塞,患者有胸部压迫感或胸痛,呼吸困难,恶心、腹痛或腹胀。

3.体征

急性心脏压塞时典型征象为 Beck 三联征:动脉压下降、静脉压上升和心音遥远。在亚急性心脏压塞时,则表现为另一三联征:心包积液、奇脉与颈静脉怒张。

(1)脉搏细弱,可触及奇脉;血压极低者,可触不到奇脉。亚急性心脏压塞患者中奇脉发生率为 77%。但应与梗阻性肺部疾病、缩窄性心包炎、限制型心肌病和肺栓塞鉴别。

(2)动脉压下降,尤其是收缩压下降,是本病的主要表现或唯一的早期表现。脉压小于 30mmHg,动脉血压持续下降可呈现休克表现。凡原因不明低血压或休克患者均应考虑心脏压塞的可能。

(3)体循环静脉压增高,出现颈静脉怒张,呈现 Kussmaul 征象;肝脏肿大,肝-颈静脉回流征阳性,腹水及下肢水肿等。急性心脏压塞尤其是伴低血容量者或肥胖患者,上述表现可不明显,而易漏诊。

(4)心脏听诊表现为心率增快,心音弱而遥远。少数患者早期可因出现迷走反射而表现为窦性心动过缓或停搏。

4.辅助检查

(1)超声心动图是诊断心脏压塞的首选检查方法。即使少量心包积液(50~100ml)时亦能作出诊断。主要特征表现为:①心包膜脏、壁层之间出现无回声区。②右心室显著受压,右心室流出道变窄。③吸气时,右心室内径增大,左心室内径减少,室间隔向左心室偏移,呼气时则相反;右心室前壁可出现舒张期塌陷,右心房壁可出现收缩期塌陷征象。④主动脉瓣开放时间缩短,心脏每搏量减少;⑤二尖瓣、三尖瓣与肝静脉多普勒血流频谱亦有相应的改变。

(2)X 线检查在 X 线透视下发现心脏搏动普遍减弱是急性心脏压塞最主要的 X 线表现。而 X 线摄片,只有心包积液量超过 250ml 时,方可见心影向两侧扩大;积液量超过 1000ml 时,心影普遍增大,正常轮廓消失,呈烧瓶样,且心影随体位而变化。X 线摄片检查不适宜用于早期诊断,但有助于病因的诊断。

(3)心电图检查对心脏压塞诊断缺乏特异性。77%的心脏压塞患者表现为窦性心动过速。少数患者可有 P 波、QRS 波和 T 波的电交替,此与心脏跳动时左、右心室充盈量发生交替有关。QRS 波群电压降低，以肢体导联最为明显，但亦可无低电压。

四、治疗

1.改善血流动力学

（1）快速静脉输注生理盐水目的是扩充血容量，增加中心静脉压与回心血量，以维持一定的心室充盈压。可在心包腔内减压前或减压的同时快速静脉输注 500ml 生理盐水（液体复苏），其后输液总量视补液后患者血流动力学状态而定。

（2）正性肌力药首选多巴酚丁胺。多巴酚丁胺在增加心肌收缩力的同时不会导致心脏后负荷增加。心脏压塞时多巴胺与去甲肾上腺素可增加心脏后负荷，导致心排量减少，应避免使用。

2.降低心包腔内压

（1）心包穿刺术一旦确诊急性心脏压塞，应立即行心包穿刺术，迅速排除积液，并可插管至心包腔进行较长时间的持续引流。

（2）心包切开引流术即外科心包切开。该法仅需局麻，可在床边进行，方法简单，引流可靠，尚能同时做心包活检并进一步探查心包腔及心肌情况。

（3）心包切除术对于缩窄性心包炎导致的慢性心脏压塞，应尽早行心包切除手术，以免病程过久导致病人全身情况不佳，心肌萎缩加重，肝功能进一步减退，影响手术效果。

（一）心包穿刺术

病人取半坐位，连接心电监护仪，常规消毒皮肤。根据病情选择不同的穿刺针。抽吸心包积液时，选用 20 号穿刺针；估计为血性或脓性积液时选用 16 号穿刺针。针体长度为 12～18cm。局麻后，在剑突尖左侧，胸肋角下 2～3cm 处进针，针体与水平面、额状面和矢状面均成 45°角，指向左肩胛中部，在左肋下缓缓进针，通过膈肌连接部进入心脏下缘的心包腔。针尖进入心包腔时可有突破感，同时有液体自针心滴出（连接注射器时可抽到液体）。由于心脏收缩扩张，可发现穿刺针摆动。如果抽出的血液自凝，血细胞比容与周围血相等，提示针尖在心腔内，应退针。一旦抽出心包内液体，随即接上三通和注射器抽吸液体。如能在超声心动图引导下进行穿刺，则更为安全可靠。穿刺时应注意病人血压、脉搏和心电图的变化。病人如有不适，应立即停止抽吸，过去曾将心电图的胸前导联的金属夹夹在穿刺针尾端，以发现针尖触到心脏时产生的“损伤电流”（QRS 波负向偏移），实际上没有多大意义。

（二）心包切开引流术

在剑突左下方行心包切开引流术，是治疗急性心包填塞的最好方法。

局麻后，沿剑突左缘作 5～6cm 长的纵切口，切开腹直肌前鞘、腹直肌、腹直肌后鞘，在肋缘下，膈肌附着处上方，分离出腹直肌与胸横肌之间的平面，显露心包的下缘。这一径路是迅速进入心包腔和引流心包的最佳途径，特别是心包腔内存有血块或黏稠脓液时，试穿抽到脓液后切开心包，吸净脓液，手指探查心包腔，如有粘连或分隔，轻轻将其分开。然后在心包腔内置入一根多孔硅橡胶管以备术后持续引流，用抗生素溶液冲洗切口后固定引流管，逐层缝合切口。

第三节　主动脉夹层动脉瘤

主动脉夹层动脉瘤也称主动脉夹层、主动脉夹层血肿或主动脉夹层分离。是一种起病急骤，预后相当凶险的主动脉疾病，其发病率为每年50～100人/10万，急性期死亡率可高达70%。主动脉夹层指主动脉腔内的血液通过内膜的破口进入主动脉壁囊样变性的中层而形成夹层血肿，随血流压力的驱动，逐渐在主动脉中层内扩展，是主动脉中层的解离过程，并非主动脉壁的扩张，有别于主动脉瘤。

一、病因

病因至今未明。大部分主动脉夹层的患者有高血压，不少患者有囊性中层坏死。高血压并非引起囊性中层坏死的原因，但可促进其发展。临床与动物实验发现，不是血压的高度而是血压波动的幅度，与主动脉夹层分裂象关。遗传性疾病马方综合征中主动脉囊性中层坏死颇常见，发生主动脉夹层的机会也多，其他遗传性疾病如特纳综合征、埃-当综合征，也有发生主动脉夹层的趋向。主动脉夹层还易在妊娠期发生，其原因不明，猜想妊娠时内分泌变化使主动脉的结构发生改变而易于裂开。

正常成人的主动脉壁耐受压力颇强，使壁内裂开需66.7kPa(500mmHg)以上。因此，造成夹层裂开的先决条件为动脉壁缺陷，尤其中层的缺陷。一般而言，在年长者以中层肌肉退行性变为主，年轻者则以弹性纤维的缺少为主。至于少数主动脉夹层无动脉内膜裂口者，则可能由于中层退行性变病灶内滋养血管的破裂引起壁内出血所致。合并存在动脉粥样硬化有助于主动脉夹层的发生。

二、临床表现

本病多急剧发病，突发剧烈疼痛、休克和血肿压迫相应的主动脉分支血管时出现的脏器缺血症状。部分患者在急性期(2周内)死于心脏压塞、心律失常等心脏并发症。年龄高峰为50～70岁，男性发病率高于女性。

1.疼痛

为本病突出而有特征性的症状，部分患者有突发、急起、剧烈而持续且不能耐受的疼痛，不像心肌梗死的疼痛是逐渐加重，且不如其剧烈。疼痛部位有时可提示撕裂口的部位；如仅前胸痛，90%以上在升主动脉，痛在颈、喉、颌或面部也强烈提示升主动脉夹层，若为肩胛间最痛，则90%以上在降主动脉，背、腹或下肢痛也强烈提示降主动脉夹层。极少数患者仅诉胸痛，可能是升主动脉夹层的外破口破入心包腔而致心脏压塞的胸痛，有时易忽略主动脉夹层的诊断，应引起重视。

2.休克、虚脱与血压变化

约半数或1/3患者发病后有苍白、大汗、皮肤湿冷、气促、脉速、脉弱或消失等表现，而血压下降程度常与上述症状表现不平行。某些患者可因剧痛甚至血压增高。严重的休克仅见于夹层瘤破入胸膜腔大量内出血时。低血压多数是心脏压塞或急性重度主动脉瓣关闭不全所致。两侧肢体血压及脉搏明显不对称，常高度提示本病。

3.其他系统损害

由于夹层血肿的扩展可压迫邻近组织或波及主动脉大分支,从而出现不同的症状与体征,致使临床表现错综复杂,应引起高度重视。

三、检查

1.心电图

可示左心室肥大,非特异性 ST-T 改变。病变累及冠状动脉时,可出现心肌急性缺血甚至急性心肌梗死改变。心包积血时可出现急性心包炎的心电图改变。

2.X 线

胸部平片见上纵隔或主动脉弓影增大,主动脉外形不规则,有局部隆起。如见主动脉内膜钙化影,可准确测量主动脉壁的厚度。正常在 2～3mm,增到 10mm 时则提示夹层分离可能性,若超过 10mm 则可肯定为本病。主动脉造影可以显示裂口的部位,明确分支和主动脉瓣受累情况,估测主动脉瓣关闭不全的严重程度。缺点是它属于有创性检查,术中有一定危险性。CT 可显示病变的主动脉扩张。发现主动脉内膜钙化优于 X 线平片,如果钙化内膜向中央移位则提示主动脉夹层,如向外围移位提示单纯主动脉瘤。此外 CT 还可显示由于主动脉内膜撕裂所致内膜瓣,此瓣将主动脉夹层分为真腔和假腔。CT 对降主动脉夹层分离准确性高,主动脉升、弓段由于动脉扭曲,可产生假阳性或假阴性。但 CT 对确定裂口部位及主动脉分支血管的情况有困难,且不能估测主动脉瓣关闭不全的存在。

3.超过心动图

对诊断升主动脉夹层分离具有重要意义,且易识别并发症(如心包积血、主动脉瓣关闭不全和胸腔积血等)。在 M 型超声中可见主动脉根部扩大,夹层分离处主动脉壁由正常的单条回声带变成两条分离的回声带。在二维超声中可见主动内分离的内膜片呈内膜摆动征,主动脉夹层分离形成主动脉真假双腔征。有时可见心包或胸腔积液。多普勒超声不仅能检出主动脉夹层分离管壁双重回声之间的异常血流,而且对主动脉夹层的分型、破口定位及主动脉瓣反流的定量分析都具有重要的诊断价值。应用食管超声心动图。结合实时彩色血流显像技术观察升主动脉夹层分离病变较可靠。对降主动脉夹层也有较高的特异性及敏感性。

4.磁共振成像(MRI)

MRI 能直接显示主动脉夹层的真假腔,清楚显示内膜撕裂的位置和剥离的内膜片或血栓。能确定夹层的范围和分型,以及与主动脉分支的关系。但其不足是费用高,不能直接检测主动脉瓣关闭不全,不能用于装有起搏器和带有人工关节、钢针等金属物的患者。

5.数字减影血管造影(DSA)

无创伤性 DSA 对 B 型主动脉夹层分离的诊断较准确,可发现夹层的位置及范围,有时还可见撕裂的内膜片,但对 A 型病变诊断价值较小。DSA 还能显示主动脉的血流动力学和主要分支的灌注情况。易于发现血管造影不能检测到的钙化。

6.血和尿检查

白细胞计数常迅速增高。可出现溶血性贫血和黄疸。尿中可有红细胞,甚至肉眼血尿。

四、诊断

近各种检查方法对确立主动脉夹层很大帮助,超声心动图、CT 扫描、磁共振均可用以诊断，对考虑手术者主动脉造影仍有必要。

急起剧烈胸痛、血压高、突发主动脉瓣关闭不全、两侧脉搏不等或触及搏动性肿块应考虑此症。胸痛常被考虑为急性心肌梗死，但心肌梗死时胸痛开始不甚剧烈，逐渐加重，或减轻后再加剧，不向胸部以下放射，用止痛药可收效，伴心电图特征性变化，若有休克症状则血压常低，也不引起两侧脉搏不等，以上各点鉴别。

五、治疗

一旦疑及或诊为本病，即应住院监护治疗。治疗的目的是减低心肌收缩力、减慢左室收缩速度和外周动脉压。治疗目标是使收缩压控制在13.3～16.0kPa（100～120mmHg），心率60～75次/分钟。这样能有效地稳定或终止主动脉夹层的继续分离，使症状缓解，疼痛消失。治疗分为紧急治疗与巩固治疗两个阶段。

1.紧急治疗

（1）止痛用吗啡与镇静剂。

（2）补充血容量输血。

（3）降压对合并有高血压的患者，可采用普萘洛尔5mg静脉间歇给药与硝普钠静滴，调节滴速，使血压降低至临床治疗指标。血压下降后疼痛明显减轻或消失是夹层分离停止扩展的临床指征。其他药物如维拉帕米、硝苯地平、卡托普利及哌唑嗪等均可选择。利血平肌注也有效。此外，也可用拉贝洛尔，它具有α及β双重阻滞作用，且可静脉滴注或口服。需要注意的问题是：合并有主动脉大分支阻塞的高血压患者，因降压能使缺血加重，不可采用降压治疗。对血压不高者，也不应用降压药，但可用普萘洛尔减低心肌收缩力。

2.巩固治疗

对近端主动脉夹层、已破裂或濒临破裂的主动脉夹层，伴主动脉瓣关闭不全的患者应进行手术治疗。对缓慢发展的及远端主动脉夹层，可以继续内科治疗。保持收缩压于13.3～16.0kPa（100～120mmHg），如上述药物不满意，可加用卡托普利口服。

3.手术治疗

StanfordA型（相当于DebakeyI型和II型）需要外科手术治疗。DebakeyI型手术方式为升主动脉＋主动脉弓人工血管置换术＋改良支架象鼻手术。DebakeyⅡ型手术方式为升主动脉人工血管置换术。

如果合并主动脉瓣关闭不全或冠状动脉受累，同时需做主动脉瓣置换术和Bentall's手术。

4.介入治疗

目前StanfordB型的首选经皮覆膜支架置入术，必要时外科手术治疗。

第四节　急性心肌梗死

急性心肌梗死是冠状动脉急性、持续性缺血缺氧所引起的心肌坏死。临床上多有剧烈而持久的胸骨后疼痛，休息及硝酸酯类药物不能完全缓解，伴有血清心肌酶活性增高及进行性心电图变化，可并发心律失常、休克或心力衰竭，常可危及生命。本病在欧美最常见，美国每年约有 150 万人发生心肌梗死。中国近年来呈明显上升趋势，每年新发至少 50 万，现患至少 200 万。

一、病因

患者多发生在冠状动脉粥样硬化狭窄基础上，由于某些诱因致使冠状动脉粥样斑块破裂，血中的血小板在破裂的斑块表面聚集，形成血块（血栓），突然阻塞冠状动脉管腔，导致心肌缺血坏死；另外，心肌耗氧量剧烈增加或冠状动脉痉挛也可诱发急性心肌梗死，常见的诱因如下。

1.过劳

过重的体力劳动，尤其是负重登楼，过度体育活动，连续紧张劳累等，都可使心脏负担加重，心肌需氧量突然增加，而冠心病患者的冠状动脉已发生硬化、狭窄，不能充分扩张而造成心肌缺血。剧烈体力负荷也可诱发斑块破裂，导致急性心肌梗死。

2.激动

由于激动、紧张、愤怒等激烈的情绪变化诱发。

3.暴饮暴食

不少心肌梗死病例发生于暴饮暴食之后。进食大量含高脂肪高热量的食物后，血脂浓度突然升高，导致血黏稠度增加，血小板聚集性增高。在冠状动脉狭窄的基础上形成血栓，引起急性心肌梗死。

4.寒冷刺激

突然的寒冷刺激可能诱发急性心肌梗死。因此，冠心病患者要十分注意防寒保暖，冬春寒冷季节是急性心肌梗死发病较高的原因之一。

5.便秘

便秘在老年人当中十分常见。临床上，因便秘时用力屏气而导致心肌梗死的老年人并不少见。必须引起老年人足够的重视，要保持大便通畅。

6.吸烟、大量饮酒

烟和大量饮酒可通过诱发冠状动脉痉挛及心肌耗氧量增加而诱发急性心肌梗死。

二、临床表现

约半数以上的急性心肌梗死患者，在起病前 1～2 天或 1～2 周有前驱症状，最常见的是原有的心绞痛加重，发作时间延长，或对硝酸甘油效果变差；或继往无心绞痛者，突然出现长时间心绞痛。典型的心肌梗死症状包括：

1.突然发作

剧烈而持久的胸骨后或心前区压榨性疼痛，休息和含服硝酸甘油不能缓解，常伴有烦躁不安、出汗、恐惧或濒死感。

2.少数患者无疼痛

一开始即表现为休克或急性心力衰竭。

3.部分患者疼痛位于上腹部

可能误诊为胃穿孔、急性胰腺炎等急腹症；少数患者表现颈部、下颌、咽部及牙齿疼痛，易误诊。

4.神志障碍

可见于高龄患者。

5.全身症状

难以形容的不适、发热。

6.胃肠道症状

表现恶心、呕吐、腹胀等，下壁心肌梗死患者更常见。

7.心律失常

见于75%～95%患者，发生在起病的1～2周内，以24小时内多见，前壁心肌梗死易发生室性心律失常，下壁心肌梗死易发生心率减慢、房室传导阻滞。

8.心力衰竭

主要是急性左心衰竭，在起病的最初几小时内易发生，也可在发病数日后发生，表现为呼吸困难、咳嗽、发绀、烦躁等症状。

9.低血压、休克

急性心肌梗死时由于剧烈疼痛、恶心、呕吐、出汗、血容量不足、心律失常等可引起低血压，大面积心肌梗死（梗死面积大于40%）时心排血量急剧减少，可引起心源性休克，收缩压＜80mmHg，面色苍白，皮肤湿冷，烦躁不安或神志淡漠，心率增快，尿量减少（＜20ml/h）。

三、检查

1.心电图

特征性改变为新出现Q波及ST段抬高和ST-T动态演变。

2.心肌坏死血清生物标志物升高

肌酸激酶同工酶（CK-MB）及肌钙蛋白（T或I）升高是诊断急性心肌梗死的重要指标。可于发病3～6小时开始增高，CK-MB于3～4d恢复正常，肌钙蛋白于11～14天恢复正常。GOT和LDH诊断特异性差，目前已很少应用。

3.检测心肌坏死血清生物标志物

采用心肌钙蛋白I/肌红蛋白/肌酸激酶同工酶（CK-MB）的快速诊断试剂，可作为心肌梗死突发时的快速的辅助诊断，被越来越多的应用。

4.其他

白细胞数增多，中性粒细胞数增多，嗜酸性粒细胞数减少或消失，血沉加快，血清肌凝蛋白轻链增高。

四、鉴别诊断

根据典型的临床表现，特征性心电图衍变以及血清生物标志物的动态变化，可作出正确诊断。心电图表现为ST段抬高者诊断为ST段抬高型心肌梗死；心电图无ST段抬高者诊断为非ST段抬高型心肌梗死（过去称非Q波梗死）。老年人突然心力衰竭、休克或严重心律失常，也要想到本病的可能。表现不典型的常需与急腹症、肺梗死、夹层动脉瘤等鉴别。

五、并发症

1.心脏破裂

常发生在心肌梗死后1～2周内，好发于左心室前壁下1/3处。原因是梗死灶失去弹性，心肌坏死、中性粒细胞和单核细胞释放水解酶所致的酶性溶解作用，导致心壁破裂，心室内血液进入心包，造成心包填塞而引起猝死。另外室间隔破裂，左心室血液流入右心室，可引起心源性休克和急性左心衰竭。左心室乳头肌断裂，可引起急性二尖瓣关闭不全，导致急性左心衰竭。

2.室壁瘤可发生在心肌梗死早期或梗死灶已纤维化的愈合期

由梗死心肌或瘢痕组织在心室内压力作用下，局限性的向外膨隆而形成室壁瘤。室壁瘤可继发附壁血栓、心律不齐及心功能不全。

3.附壁血栓形成

多见于左心室。由于梗死区内膜粗糙，室壁瘤处出现涡流等原因而诱发血栓形成。血栓可发生机化，少数血栓因心脏舒缩而脱落引起动脉系统栓塞。

4.心律失常

多发生在发病早期，也可在发病1～2周内发生，以室性早搏多见，可发生室性心动过速、心室颤动，导致心搏骤停、猝死。缓慢性心律失常如心动过缓、房室传导阻滞多见于下壁梗死患者发病早期，多可恢复，少数需永久起搏器治疗。

5.心力衰竭和心源性休克

可见于发病早期，也可于发病数天后出现，详见临床表现部分。

6.心肌梗死后综合征

一般在急性心肌梗死后2～3周或数月内发生，表现为心包炎、胸膜炎、或肺炎，有发热、胸痛等症状，可反复发生，可能为机体对心肌坏死形成的自身抗原的过敏反应。

六、治疗

急性心肌梗死发病突然，应及早发现，及早治疗，并加强入院前处理。治疗原则为挽救濒死的心肌，缩小梗死面积，保护心脏功能，及时处理各种并发症。

1.监护和一般治疗

无并发症者急性期绝对卧床1～3天；吸氧；持续心电监护，观察心率、心律变化及血压和呼吸，低血压、休克患者必要时监测肺毛楔入压和静脉压。低盐、低脂、少量多餐、保持大便通畅。无并发症患者3天后逐步过渡到坐在床旁椅子上吃饭、大小便及室内活动。一般可在2周内出院。有心力衰竭、严重心律失常、低血压等患者卧床时间及出院时间需酌情延长。

2.镇静止痛

小量吗啡静脉注射为最有效的镇痛剂，也可用哌替啶。烦躁不安、精神紧张者可给予地西泮口服。

3.调整血容量

入院后尽快建立静脉通道，前3天缓慢补液，注意出入量平衡。

4.再灌注治疗，缩小梗死面积

再灌注治疗是急性ST段抬高心肌梗死最主要的治疗措施。在发病12小时内开通闭塞冠状动脉，恢复血流，可缩小心肌梗死面积，减少死亡。越早使冠状动脉再通，患者获益越大。“时间就是心肌，时间就是生命”。因此，对所有急性 ST 段抬高型心肌梗死患者就诊后必须尽快做出诊断，并尽快做出再灌注治疗的策略。

(1)直接冠状动脉介入治疗(PCI)。在有急诊 PCI 条件的医院，在患者到达医院 90 分钟内能完成第一次球囊扩张的情况下，对所有发病 12 小时以内的急性 ST 段抬高型心肌梗死患者均应进行直接 PCI 治疗，球囊扩张使冠状动脉再通，必要时置入支架。急性期只对梗死相关动脉进行处理。对心源性休克患者不论发病时间都应行直接 PCI 治疗。因此，急性 ST 段抬高型心肌梗死患者应尽可能到有 PCI 条件的医院就诊。

(2)溶栓治疗。如无急诊 PCT 治疗条件，或不能在 90 分钟内完成第一次球囊扩张时，若患者无溶栓治疗禁忌证，对发病 12 小时内的急性 ST 段抬高型心肌梗死患者应进行溶栓治疗。常用溶栓剂包括尿激酶、链激酶和重组组织型纤溶酶原激活剂(rt-PA)等，静脉注射给药。溶栓治疗的主要并发症是出血，最严重的是脑出血。溶栓治疗后仍宜转至有 PCI 条件的医院进一步治疗。

非 ST 段抬高型心肌梗死患者不应进行溶栓治疗。

5.药物治疗

持续胸痛患者若无低血压可静脉滴注硝酸甘油。所有无禁忌证的患者均应口服阿司匹林，置入药物支架患者应服用氯吡格雷一年，未置入支架患者可服用一月。应用 rt-PA 溶栓或未溶栓治疗的患者可用低分子肝素皮下注射或肝素静脉注射 3～5 天。对无禁忌证的患者应给与阻滞剂。对无低血压的患者应给与肾素-血管紧张素转氨酶抑制剂(ACEI)，对 ACEI 不能耐受者可应用血管紧张素受体阻滞剂(ARB)。对β受体阻滞剂有禁忌证(如支气管痉挛)而患者持续有缺血或心房颤动、心房扑动伴快速心室率，而无心力衰竭、左室功能失调及房室传导阻滞的情况下，可给予维拉帕米或地尔硫䓬。所有患者均应给与他汀类药物。

6.抗心律失常

偶发室性早搏可严密观察，不需用药；频发室性早搏或室性心动过速(室速)时，立即用利多卡因静脉注射继之持续静脉点滴；效果不好时可用胺碘酮静脉注射。室速引起血压降低或发生室颤时，尽快采用直流电除颤。对缓慢心律失常，可用阿托品肌内注射或静脉注射；Ⅱ～Ⅲ度房室传导阻滞时，可安置临时起搏器。室上性心律失常：房性期前收缩不需特殊处理，阵发性室上性心动过速和过快心室率心房颤动可给予维拉帕米、地尔硫䓬、美托洛尔、洋地黄制剂或胺碘酮静脉注射。对心室率快、药物治疗无效而影响血流动力学者，应直流电同步电转复。

7.急性心肌梗死合并心源性休克和泵衰竭的治疗

肺水肿时应吸氧，静脉注射吗啡、呋塞米，静脉点滴硝普钠。心源性休克可用多巴胺、多巴酚丁胺或间羟胺静脉滴注，如能维持血压，可在严密观察下加用小量硝普钠。药物反应不佳时应在主动脉内气囊反搏术支持下行直接 PCI，若冠状动脉造影病变不适于 PCI，应考虑急诊冠状动脉搭桥手术。

8.出院前评估及出院后生活与工作安排

出院前可进行 24 小时动态心电监测、超声心动图、放射性核素检查，发现有症状或无症状性心肌缺血和严重心律失常，了解心功能，从而估计预后，决定是否需血管重建治疗，并指导出院后活动量。

出院后 2～3 个月，可酌情恢复部分工作或轻工作，以后，部分患者可恢复全天工作，但要避免过劳或过度紧张。

9.家庭康复治疗

急性心肌梗死患者，在医院度过了急性期后，对病情平稳、无并发症的患者，医生会允许其回家进行康复治疗。

(1)按时服药，定期复诊；保持大便通畅；坚持适度体育锻炼。

(2)不要情绪激动和过度劳累；戒烟限酒和避免吃得过饱。

第三章　腹部急重症

第一节　急性阑尾炎

性阑尾炎是外科常见病，居各种急腹症的首位。转移性右下腹痛及阑尾点压痛、反跳痛为其常见临床表现，但是急性阑尾炎的病情变化多端。其临床表现为持续伴阵发性加剧的右下腹痛、恶心、呕吐，多数病人白细胞和嗜中性粒细胞计数增高。右下腹阑尾区（麦氏点）压痛，则是该病重要体征。急性阑尾炎一般分四种类型：急性单纯性阑尾炎，急性化脓性阑尾炎，坏疽及穿孔性阑尾炎和阑尾周围脓肿。

一、病因

1.梗阻

阑尾为一细长的管道，仅一端与盲肠相通，一旦梗阻可使管腔内分泌物积存、内压增高，压迫阑尾壁阻碍远侧血运。在此基础上管腔内细菌侵入受损黏膜，易致感染。梗阻为急性阑尾炎发病常见的基本因素。

2.感染

其主要因素为阑尾腔内细菌所致的直接感染。阑尾腔因与盲肠相通，因此具有与盲肠腔内相同的以大肠杆菌和厌氧菌为主的菌种和数量。若阑尾黏膜稍有损伤，细菌侵入管壁，引起不同程度的感染。

3.其他

被认为与发病有关的其他因素中有因腹泻、便秘等胃肠道功能障碍引起内脏神经反射，导致阑尾肌肉和血管痉挛，一旦超过正常强度，可以产生阑尾管腔狭窄、血供障碍、黏膜受损，细菌入侵而致急性炎症。此外，急性阑尾炎发病与饮食习惯、便秘和遗传等因素有关。

二、分类

1.急性单纯性阑尾炎

为早期的阑尾炎，病变以阑尾黏膜或黏膜下层较重。阑尾轻度肿胀、浆膜面充血、失去正常光泽。黏膜上皮可见一个或多个缺损，并有嗜中性粒细胞浸润和纤维素渗出。黏膜下各层有炎性水肿。

2.急性蜂窝织炎性阑尾炎

又称急性化脓性阑尾炎，常由单纯阑尾炎发展而来。阑尾显著肿胀，浆膜高度充血，表面覆以纤维素性渗出物。镜下可见炎性病变呈扇面形由表浅层向深层扩延，直达肌层及浆膜层。阑尾壁各层皆为大量嗜中性粒细胞弥漫浸润，并有炎性水肿及纤维素渗出。阑尾浆膜面为渗出的纤维素和嗜中性粒细胞组成的薄膜所覆盖，即有阑尾周围炎及局限性腹膜炎表现。

3.急性坏疽性阑尾炎

是一种重型的阑尾炎。阑尾因内腔阻塞、积脓、腔内压力增高及阑尾系膜静脉受炎症波及而发生血栓性静脉炎等，均可引起阑尾壁血液循环障碍，以致阑尾壁发生坏死。此时，阑尾呈暗红色或黑色，常导致穿孔，引起弥漫性腹膜炎或阑尾周围脓肿。

三、临床表现

1.腹痛

典型的急性阑尾炎初期有中上腹或脐周疼痛，数小时后腹痛转移并固定于右下腹。早期阶段为一种内脏神经反射性疼痛，故中上腹和脐周疼痛范围较弥散，常不能确切定位。当炎症波及浆膜层和壁腹膜时，疼痛即固定于右下腹，原中上腹或脐周痛即减轻或消失。因此，无典型的转移性右下腹疼痛史并不能除外急性阑尾炎。

单纯性阑尾炎常呈阵发性或持续性胀痛和钝痛，持续性剧痛往往提示为化脓性或坏疽性阑尾炎。持续剧痛波及中下腹或两侧下腹，常为阑尾坏疽穿孔的征象。有时阑尾坏疽穿孔，腹痛反而有所缓解，但这种疼痛缓解的现象是暂时的，且其他伴随的症状和体征并未改善，甚至有所加剧。

2.胃肠道症状

单纯性阑尾炎的胃肠道症状并不突出。在早期可能由于反射性胃痉挛而有恶心、呕吐。盆腔位阑尾炎或阑尾坏疽穿孔可有排便次数增多。

3.发热

一般只有低热，无寒战，化脓性阑尾炎一般亦不超过38℃。高热多见于阑尾坏疽、穿孔或已并发腹膜炎。伴有寒战和黄疸，则提示可能并发化脓性门静脉炎。

4.压痛和反跳痛

腹部压痛是壁腹膜受炎症刺激的表现。阑尾压痛点通常位于麦氏点，即右髂前上棘与脐连线的中、外1/3交界处。随阑尾解剖位置的变异，压痛点可相应改变，但关键是右下腹有一固定的压痛点。反跳痛也称Blumberg征。在肥胖或盲肠后位阑尾炎的病人，压痛可能较轻，但有明显的反跳痛。

5.腹肌紧张

阑尾化脓即有此体征，坏疽穿孔并发腹膜炎时腹肌紧张尤为显著。但老年或肥胖病人腹肌较弱，须同时检查对侧腹肌进行对比，才能判断有无腹肌紧张。

6.皮肤感觉过敏

在早期，尤其在阑尾腔有梗阻时，可出现右下腹皮肤感觉过敏现象，范围相当于第10～12胸髓节段神经支配区，位于右髂嵴最高点、右耻骨嵴及脐构成的三角区，也称Sherren三角，它并不因阑尾位置不同而改变，如阑尾坏疽穿孔则在此三角区的皮肤感觉过敏现象即消失。

四、检查

1.血常规

急性阑尾炎病人白细胞计数增多，约占病人的90%，是临床诊断中重要依据。一般在(10～15)×10^9/L。随着炎症加重，白细胞数随之增加，甚至可超过20×10^9/L。但年老体弱或免疫功能受抑制的病人，白细胞数不一定增多。与白细胞数增多的同时，中性粒细胞数也有增高。二者往往同时出现,但也有中性粒细胞明显增高,具有同样重要意义。

2.尿常规

急性阑尾炎病人的尿液检查并无特殊,但为排除类似阑尾炎症状的泌尿系统疾病,如输尿管结石,常规检查尿液仍属必要。偶有阑尾远端炎症并与输尿管或膀胱相粘连,尿中也可出现少量红、白细胞。

3.超声检查

阑尾充血、水肿、渗出,在超声显示中呈低回声管状结构,较僵硬,其横切面呈同心圆似的靶样显影,直径≥7mm,是急性阑尾炎的典型图像。但坏疽性阑尾炎或炎症已扩散为腹膜炎时,大量腹腔渗液和肠麻痹胀气影响超声的显示率。超声检查可显示盲肠后阑尾炎,因为痉挛的盲肠作为透声窗而使阑尾显示。超声检查也可在鉴别诊断中起重要作用,因为它可显示输尿管结石、卵巢囊肿、异位妊娠、肠系膜淋巴结肿大等,因此对女性急性阑尾炎的诊断和鉴别诊断特别有用。

4.腹腔镜检查

该项检查是急性阑尾炎诊断手段中能得到最肯定结果的一种方法。因为通过下腹部插入腹腔镜可以直接观察阑尾有无炎症,也能分辨与阑尾炎有相似症状的邻近其他疾病,不但对确定诊断可起决定作用,并可同时进行治疗。

五、诊断

1.结肠充气试验

病人取仰卧位时,用右手压迫左下腹,再用左手挤压近侧结肠,结肠内气体可传至盲肠和阑尾,引起右下腹疼痛为阳性。

2.腰大肌试验

病人取左侧卧位,使右大腿后伸,引起右下腹疼痛者为阳性。说明阑尾位于腰大肌前方、盲肠后位或腹膜后位。

3.闭孔内肌试验

病人取仰卧位,使右髋和右大腿屈曲,然后被动向内旋转,引起右下腹疼痛者为阳性。提示阑尾靠近闭孔内肌。

4.小儿急性阑尾炎的特点

(1)病情发展较快而且严重,早期即出现高热和呕吐。

(2)右下腹体征不明显,但有局部明显压痛和肌紧张。

(3)穿孔率高,并发症和死亡率也较高。

六、并发症

1.腹膜炎

局限性或弥漫性腹膜炎是急性阑尾炎常见并发症,其发生、发展与阑尾穿孔密切相关。穿孔发生于坏疽性阑尾炎,但也可发生于化脓性阑尾炎的病程晚期。

2.脓肿形成

是阑尾炎未经及时治疗的后果,在阑尾周围形成的阑尾脓肿最常见,也可在腹腔其他部位形成脓肿常见部位有盆腔、膈下或肠间隙等处。

3.内、外瘘形成

阑尾周围脓肿如未及时引流，则可向肠道、膀胱或腹壁突破，形成各种内瘘或外瘘。

4.化脓性门静脉炎

阑尾静脉内的感染性血栓可沿肠系膜上静脉至门静脉，导致门静脉炎，进而可形成肝脓肿。

七、治疗

1.非手术治疗

(1)当急性阑尾炎处在早期单纯性炎症阶段时可用抗生素抗感染治疗。一旦炎症吸收消退，阑尾能恢复正常。当急性阑尾炎诊断明确，有手术指征，但因病人周身情况或客观条件不允许，也可先采取非手术治疗，延缓手术。若急性阑尾炎已合并局限性腹膜炎，形成炎性肿块，也应采用非手术治疗，使炎性肿块吸收，再考虑择期阑尾切除。

(2)一般治疗主要为卧床休息、禁食，给予水、电解质和热量的静脉输入等。

(3)抗生素应用阑尾炎绝大多数属混合感染，应用氨苄西林(氨苄青霉素)、庆大霉素与甲硝唑联合，其性价比较好。

(4)止痛药应用适用于已决定手术的病人，但禁用于一般情况，尤其是体弱者。

(5)对症处理如镇静、止吐、必要时放置胃减压管等。

2.手术治疗

原则上急性阑尾炎，除黏膜水肿型可以保守后痊愈外，都应采用阑尾切除手术治疗。

第二节　急性胆囊炎

急性胆囊炎是由于胆囊管阻塞和细菌侵袭而引起的胆囊炎症；其典型临床特征为右上腹阵发性绞痛，伴有明显的触痛和腹肌强直。约95%的病人合并有胆囊结石，称为结石性胆囊炎；5%的病人未合并胆囊结石，称为非结石性胆囊炎。

一、病因

1.机械性炎症

由于胆囊腔内压力升高，使胆囊壁及黏膜受压缺血引起。

2.化学性炎症

磷脂酶作用于胆汁内的卵磷脂，产生溶血卵磷脂，产生化学炎症。

3.细菌性炎症

由大肠杆菌、克雷白杆菌属、链球菌、葡萄球菌等积存于胆囊内，发生细菌性炎症。细菌性炎症占急性胆囊炎的50%～80%。

二、临床表现

1.症状

主要症状为右上腹痛、恶心、呕吐与发热。患者常首先出现右上腹痛，向右肩背部放散，疼痛呈持续性，阵发性加剧，可伴随有恶心、呕吐。呕吐物为胃、十二指肠内容物。后期表现发热，多为低热，寒战、高热不常见，早期多无黄疸，当胆管并发炎症或炎症导致肝门淋巴结肿大时，可出现黄疸。

2.体征

局部体征表现为患者右上腹有压痛，约25%的患者可触及肿大胆囊，患者在深吸气或咳嗽时，放于右肋下的手指会触到肿大的胆囊，患者会因疼痛突然终止吸气（murphy 征），右上腹有压痛、肌紧张及反跳痛，当胆囊穿孔后会出现全腹的炎症；全身检查患者可出现巩膜黄染，有体温升高，脉搏加快，呼吸加快，血压下降等，如出现胆囊穿孔，炎症加重时，可表现感染性休克。

三、检查

1.实验室检查

(1)白细胞总数及中性粒细胞约80%患者白细胞计数增高，平均在$(10\sim15)\times10^9/L$，其升高的程度和病变严重程度及有无并发症有关，若白细胞总数在$20\times10^9/L$以上时，应考虑有胆囊坏死或穿孔存在。

(2)血清总胆红素临床上约10%病人有黄疸，但血清总胆红素增高者约25%，单纯急性胆囊炎病人血清总胆红素一般不超过34mmol/L，若超过85.5mmol/L时应考虑有胆总管结石并存；当合并有急性胰腺炎时，血，尿淀粉酶含量亦增高。

(3)血清转氨酶40%左右的病人血清转氨酶不正常，但多数在400U以下，很少高达急性肝炎时所增高的水平。

2.影像学检查

(1)B型超声B超是急性胆囊炎快速简便的非创伤检查手段，其主要声像图特征为：①胆囊的长径和宽径可正常或稍大，由于张力增高常呈椭圆形；②胆囊壁增厚，轮廓模糊；有时多数呈双环状，其厚度大于3mm；③胆囊内容物透声性降低，出现雾状散在的回声光点；④胆囊下缘的增强效应减弱或消失。

(2)X线检查近20%的急性胆囊结石可以在X线平片中显影，化脓性胆囊炎或胆囊积液，也可显示出肿大的胆囊或炎性组织包块阴影。

(3)CT检查B超检查有时能替代CT，但有并发症而不能确诊的病人必须行CT检查，CT可显示胆囊壁增厚超过3mm，若胆囊结石嵌顿于胆囊管导致胆囊显著增大，胆囊浆膜下层周围组织和脂肪因继发性水肿而呈低密度环，胆囊穿孔可见胆囊窝部呈液平脓肿，如胆囊壁或胆囊内显有气泡，提示“气肿性胆囊炎”，这种病人胆囊往往已坏疽，增强扫描时，炎性胆囊壁密度明显增强。

四、诊断

对有右上腹突发性疼痛，并向右肩背部放射，伴有发热，恶心，呕吐，体检右上腹压痛和肌卫，Murphy征阳性，白细胞计数增高，B超示胆囊壁水肿，即可确诊为本病，如以往有胆绞痛病史，则可有助于确诊。需要指出的是，15%～20%的病例其临床表现较轻，或症状发生后随即有所缓解，但实际病情仍在进展时，可增加诊断上的困难。

五、鉴别诊断

1.十二指肠溃疡穿孔

多数病人有溃疡病史，其腹痛程度较剧烈，呈连续的刀割样痛，有时可致患者于休克状态，腹壁强直显著，常呈“板样”，压痛，反跳痛明显；肠鸣音消失；腹部X线检查可发现膈下有游离气体，惟少数病例无典型溃疡病史，穿孔较小或慢性穿孔者病状不典型，可造成诊断上的困难。

2.急性胰腺炎

腹痛多位于上腹正中或偏左，体征不如急性胆囊炎明显，Murphy征阴性；血清淀粉酶升高幅度显著；B超显示胰腺肿大，边界不清等而无急性胆囊炎征象；CT检查对诊断急性胰腺炎较B超更为可靠，因为B超常因腹部胀气而胰腺显示不清。

3.高位急性阑尾炎

为转移性腹痛，腹壁压痛，腹肌强直均可局限于右上腹，易误诊为急性胆囊炎，但B超无急性胆囊炎征象及Rovsing(罗符苯)征阳性(按左下腹可引起阑尾部位的疼痛)有助于鉴别，此外，胆囊炎的反复发作史，疼痛的特点，对鉴别诊断也有参考价值。

4.急性肠梗阻

肠梗阻的绞痛多位于下腹部，常伴有肠鸣音亢进，“金属音”或气过水声，腹痛无放射性，腹肌亦不紧张，X线检查可见腹部有液平面

5.右肾结石

发热少见，患者多伴有腰背痛，放射至会阴部，肾区有叩击痛，有肉眼血尿或显微镜下血尿，X线腹部平片可显示阳性结石，B超可见肾结石或伴肾盂扩张。

6.右侧大叶性肺炎和胸膜炎

患者也可有右上腹痛，压痛和肌卫而与急性胆囊炎相混，但该病早期多有高热、咳嗽、胸痛等症状，胸部检查肺呼吸音减低，可闻及啰音或胸膜摩擦音，X线胸片有助于诊断。

7.冠状动脉病变

心绞痛时疼痛常可涉及上腹正中或右上腹，若误诊为急性胆囊炎而行麻醉或手术，有时可立即导致患者死亡，因此，凡50岁以上患者有腹痛症状而同时有心动过速，心律不齐或高血压者，必须作心电图检查，以资鉴别。

8.急性病毒性肝炎

急性重症黄疸型肝炎可有类似胆囊炎的右上腹痛和肌卫，发热，白细胞计数增高及黄疸，但肝炎患者常有食欲不振，疲乏无力，低热等前驱症状；体检常可发现肝区普遍触痛，白细胞一般不增加，肝功能明显异常，一般不难鉴别。

六、并发症

1.胆囊积脓和积水

胆囊炎伴胆囊管持续阻塞时，可发生胆囊积脓，此时症状加重，患者表现高热，剧烈右上腹痛，极易发生穿孔，需急诊手术。如胆囊管长期阻塞，胆囊内无细菌感染，可并发胆囊积水或黏液囊肿，胆囊肿大，临床上在右上腹可触及一无痛性或轻弃压痛的肿大胆囊，宜手术治疗。

2.胆囊穿孔

胆囊在坏疽的基础上并发穿孔，穿孔局部常被网膜包绕，不被包绕者死亡率可达30%。

3.胆瘘

胆囊炎症可造成局部穿孔，形成胆囊十二指肠瘘、胆囊结肠瘘、胆囊胃瘘、空肠瘘、胆囊胆管瘘等。

七、治疗

急性胆囊炎以外科手术为主要治疗手段，但术前宜常规进行禁食、胃肠减压，纠正水、电解质异常，给予抗生素治疗。当患者出现以下情况时，宜选用手术治疗：①胆囊炎伴严重的胆道感染；②胆囊炎出现并发症，如胆囊坏疽性炎症、积脓、穿孔等；③准备手术的患者，并发急性胆囊炎者，手术治疗可选用胆囊切除术与胆囊造瘘术。

第三节　急性重症胆管炎

一、概述

急性重症胆管炎以往称急性梗阻性化脓性胆管炎，是指胆管严重的急性梗阻性化脓性感染，常伴胆管内压升高。病人除了有右上腹痛、畏寒发热、黄疸夏科三联征外，还伴有休克及精神异常症状五联征。本病是我国胆道疾病最突出的急症，也是最严重的感染性急腹症。近年来对本病的诊断和治疗虽取得很大进展，但病死率仍然较高。本病多因胆石症，胆道蛔虫或肝脓肿引起。感染的细菌绝大多数是大肠杆菌、绿脓杆菌、变形杆菌等。我国东南沿海各省发病率高，尤其农村地区。直至今天，本病仍是胆道良性疾病死亡的首要原因。其特点是发病急骤、病情危重、发展迅速，常伴有中毒性休克，如处理不及时，常会出现严重后果。

二、临床表现

(1)多有胆道感染或胆道手术史。

(2)起痛急，有夏科三联征伴恶心、呕吐等消化道症状。

(3)约 50%病人出现烦躁不安，昏睡或昏迷。

(4)体温高热或不升；脉快(120 次/分以上)；血压下降；神志改变，呈休克状态。

(5)右上腹肌紧张、压痛、肝大、胆囊大，触痛，肠胀气明显。

三、诊断鉴别

(1)白细胞高达 20×10^9/L 以上，核左移，血清胆红素升高，代谢性酸中毒。

(2)血细菌培养可阳性。

(3)B 超示胆囊、肝增大，胆管扩张，内有蛔虫。

(4)术中见胆总管增粗、压力高，有脓性胆汁，细菌培养阳性。

(5)CT 或 MRI 显示胆管内有结石或蛔虫影。

四、疾病治疗

(一)治疗原则

1.支持疗法

迅速扩充血容量，纠正水电解质紊乱及酸中毒，补充维生素 K 维生素 C。

2.解痉止痛

3.联合应用抗生素

4.抗休克

5.保护肝、肾功能

6.减低胆管压力,行经鼻胆管置管引流

7.手术治疗

掌握手术时机,以挽救病人。

(二)用药原则

(1)迅速建立输液通道,补充糖盐、平衡液 Vitk、Vitc 等。

(2)联合应用 A 项抗生素,如头孢曲松+甲硝唑,必要时加复他欣。

(3)纠正酸中毒:5% $NaHCO_3$。

(4)中毒严重者用地塞米松和"C"项中抗菌强的抗生素。

(5)血压偏低者选用 A 项中血管活性药物。

(6)少尿者予以利尿剂。

(7)尽早手术治疗。

第四节　急性胰腺炎

急性胰腺炎是多种病因导致胰酶在胰腺内被激活后引起胰腺组织自身消化、水肿、出血甚至坏死的炎症反应。临床以急性上腹痛、恶心、呕吐、发热和血胰酶增高等为特点。病变程度轻重不等,轻者以胰腺水肿为主,临床多见,病情常呈自限性,预后良好,又称为轻症急性胰腺炎。少数重者的胰腺出血坏死,常继发感染、腹膜炎和休克等,病死率高,称为重症急性胰腺炎。临床病理常把急性胰腺炎分为水肿型和出血坏死型两种。

一、病因

本病病因迄今仍不十分明了,胰腺炎的病因与过多饮酒、胆管内的胆结石等有关。

1.梗阻因素

由于胆道蛔虫、乏特壶腹部结石嵌顿、十二指肠乳头缩窄等导致胆汁反流。如胆管下端明显梗阻,胆道内压力甚高,高压的胆汁逆流胰管,造成胰腺腺泡破裂,胰酶进入胰腺间质而发生胰腺炎。

2.酒精因素

长期饮酒者容易发生胰腺炎,在此基础上,当某次大量饮酒和暴食的情况下,促进胰酶的大量分泌,致使胰腺管内压力骤然上升,引起胰腺泡破裂,胰酶进入腺泡之间的间质而促发急性胰腺炎。酒精与高蛋白高脂肪食物同时摄入,不仅胰酶分泌增加,同时又可引起高脂蛋白血症。这时胰脂肪酶分解甘油三酯释出游离脂肪酸而损害胰腺。

3.血管因素

胰腺的小动、静脉急性栓塞、梗阻,发生胰腺急性血循环障碍而导致急性胰腺炎;另一个因素是建立在胰管梗阻的基础上，当胰管梗阻后，胰管内高压，则将胰酶被动性的“渗入”间质。由于胰酶的刺激则引起间质中的淋巴管、静脉、动脉栓塞，继而胰腺发生缺血坏死。

4.外伤

胰腺外伤使胰腺管破裂、胰腺液外溢以及外伤后血液供应不足，导致发生急性重型胰腺炎。

5.感染因素

急性胰腺炎可以发生各种细菌感染和病毒感染，病毒或细菌是通过血液或淋巴进入胰腺组织，而引起胰腺炎。一般情况下这种感染均为单纯水肿性胰腺炎，发生出血坏死性胰腺炎者较少。

6.代谢性疾病

可与高钙血症、高脂血症等病症有关。

7.其他因素

如药物过敏、血色沉着症、遗传等。

二、临床表现

急性水肿型胰腺炎主要症状为腹痛、恶心、呕吐、发热，而出血坏死型胰腺炎可出现休克、高热、黄疸、腹胀以至肠麻痹、腹膜刺激征以及皮下出现瘀血斑等。

1.一般症状

(1)腹痛：为最早出现的症状，往往在暴饮暴食或极度疲劳之后发生，多为突然发作，位于上腹正中或偏左。疼痛为持续性进行性加重，似刀割样。疼痛向背部、胁部放射。若为出血坏死性胰腺炎，发病后短暂时间内即为全腹痛、急剧腹胀，同时很快即出现轻重不等的休克。

(2)恶心、呕吐：发作频繁，起初为进入食物胆汁样物，病情进行性加重，很快即进入肠麻痹，则吐出物为粪样。

(3)黄疸：急性水肿型胰腺炎出现的较少，约占 1/4。而在急性出血性胰腺炎则出现的较多。

(4)脱水：急性胰腺炎的脱水主要因肠麻痹、呕吐所致，而重型胰腺炎在短短的时间内即可出现严重的脱水及电解质紊乱。出血坏死型胰腺炎，发病后数小时至 10 几小时即可呈现严重的脱水现象，无尿或少尿。

(5)由于胰腺大量炎性渗出，以致胰腺的坏死和局限性脓肿等，可出现不同程度的体温升高。若为轻型胰腺炎，一般体温在 39℃以内，3～5 天即可下降。而重型胰腺炎，则体温常在 39～40℃，常出现谵妄，持续数周不退，并出现毒血症的表现。

(6)少数出血坏死性胰腺炎，胰液以至坏死溶解的组织沿组织间隙到达皮下，并溶解皮下脂肪，而使毛细血管破裂出血，使局部皮肤呈青紫色，有的可融成大片状，在腰部前下腹壁，亦可在脐周出现。

(7)胰腺的位置深在，一般的轻型水肿型胰腺炎在上腹部深处有压痛，少数前腹壁有明显压痛。而急性重型胰腺炎，由于其大量的胰腺溶解、坏死、出血，则前、后腹膜均被累及，全腹肌紧、压痛，全腹胀气，并可有大量炎性腹水，可出现移动性浊音。肠鸣音消失，出现麻痹性肠梗阻。

(8)由于渗出液的炎性刺激,可出现胸腔反应性积液,以左侧为多见,可引起同侧的肺不张,出现呼吸困难。

(9)大量的坏死组织积聚于小网膜囊内,在上腹可以看到一隆起性包块,触之有压痛,往往包块的边界不清。少数病人腹部的压痛等体征已不明显,但仍然有高热、白细胞计数增高以至经常性出现似“部分性肠梗阻”的表现。

2.局部并发症

(1)胰腺脓肿:常于起病2~3周后出现。此时患者高热伴中毒症状,腹痛加重,可扪及上腹部包块,白细胞计数明显升高。穿刺液为脓性,培养有细菌生长。

(2)胰腺假性囊肿:多在起病3~4周后形成。体检常可扪及上腹部包块,大的囊肿可压迫邻近组织产生相应症状。

3.全身并发症

常有急性呼吸衰竭、急性肾衰竭、心力衰竭、消化道出血、胰性脑病、败血症及真菌感染、高血糖等并发症。

三、检查

1.血常规

多有白细胞计数增多及中性粒细胞核左移。

2.血尿淀粉酶测定

血清(胰)淀粉酶在起病后6~12小时开始升高,48小时开始下降,持续3~5天,血清淀粉酶超过正常值3倍可确诊为本病。

3.血清脂肪酶测定

血清脂肪酶常在起病后24~72小时开始上升高,持续7~10天,对病后就诊较晚的急性胰腺炎患者有诊断价值,且特异性也较高。

4.淀粉酶内生肌酐清除率比值

急性胰腺炎时可能由于血管活性物质增加,使肾小球的通透性增加,肾对淀粉酶清除增加而对肌酐清除未变。

5.血清正铁白蛋白

当腹腔内出血时红细胞破坏释放血红素,经脂肪酸和弹力蛋白酶作用能变为正铁血红素,后者与白蛋白结合成正铁血白蛋白,重症胰腺炎起病时常为阳性。

6.生化检查

暂时性血糖升高,持久的空腹血糖高于10mmol/L反映胰腺坏死,提示预后不良。高胆红素血症可见于少数临床患者,多于发病后4~7天恢复正常。

7.X线腹部平片

可排除其他急腹症,如内脏穿孔等,“哨兵襻”和“结肠切割征”为胰腺炎的间接指征,弥漫性模糊影腰大肌边缘不清提示存在腹腔积液,可发现肠麻痹或麻痹性肠梗阻。

8.腹部B超

应作为常规初筛检查,急性胰腺炎B超可见胰腺肿大,胰内及胰周围回声异常;亦可了解胆囊和胆道情况；后期对脓肿及假性囊肿有诊断意义，但因患者腹胀常影响其观察。

9.CT 显像

对急性胰腺炎的严重程度附近器官是否受累提供帮助。

四、鉴别诊断

1.消化性溃疡急性穿孔

有较典型的溃疡病史，腹痛突然加剧，腹肌紧张，肝浊音消失，X 线透视见膈下有游离气体等，可资鉴别。

2.胆石症和急性胆囊炎

常有胆绞痛史，疼痛位于右上腹，常放射到右肩部，Murphy 征阳性，血及尿淀粉酶轻度升高，B 超及 X 线胆道造影可明确诊断。

3.急性肠梗阻

腹痛为阵发性，腹胀，呕吐，肠鸣音亢进，有气过水声，无排气，可见肠型，腹部 X 线可见液气平面。

4.心肌梗死

有冠心病史，突然发病，有时疼痛限于上腹部，心电图显示心肌梗死图像，血清心肌酶升高，血尿淀粉酶正常。

五、治疗

1.非手术治疗

防治休克，改善微循环、解痉、止痛，抑制胰酶分泌，抗感染，营养支持，预防并发症的发生，加强重症监护的一些措施等。

(1)防治休克改善微循环应积极补充液体、电解质和热量，以维持循环的稳定和水电解质平衡。

(2)抑制胰腺分泌：①H2 受体阻断剂；②抑肽酶；③5-氟尿嘧啶；④禁食和胃肠减压。

(3)解痉止痛应定时给以止痛剂，传统方法是静脉内滴注 0.1%的普鲁卡因用以静脉封闭。并可定时将哌替啶与阿托品配合使用，既止痛又可解除 Oddi 括约肌痉挛，禁用吗啡，以免引起 Oddi 括约肌痉挛。另外，亚硝酸异戊酯、亚硝酸甘油等在剧痛时使用，特别是年龄大的病人使用，既可一定程度地解除 Oddi 括约肌的痉挛，同时对冠状动脉供血也大有好处。

(4)营养支持急性重型胰腺炎时，机体的分解代谢高、炎性渗出、长期禁食、高热等，病人处于负氮平衡及低血蛋白症，故需营养支持，而在给予营养支持的同时，又要使胰腺不分泌或少分泌。

(5)抗生素的应用抗生素对急性胰腺炎的应用，是综合性治疗中不可缺少的内容之一。急性出血坏死性胰腺炎时应用抗生素是无可非议的。急性水肿性胰腺炎，作为预防继发感染，应合理地使用一定量的抗生素。

(6)腹膜腔灌洗对腹腔内有大量渗出者，可做腹腔灌洗，使腹腔内含有大量胰酶和毒素物质的液体稀释并排出体外。

(7)加强监护。

(8)间接降温疗法。

2.手术治疗

虽有局限性区域性胰腺坏死、渗出，若无感染而全身中毒症状不十分严重的患者，不需急于手术。若有感染则应予以相应的手术治疗。

第五节　胃、十二指肠溃疡急性穿孔

胃十二指肠溃疡在活动期逐渐向深部侵蚀，由黏膜至肌层，终致穿破浆膜而发生穿孔。穿孔部位多数位于幽门附近的胃十二指肠前壁。临床表现为急性弥漫性腹膜炎。胃十二指肠溃疡穿孔为消化性溃疡最严重的并发症，多发生于冬春两季，男女比例 6～15：1，可发生于任何年龄，以 30～50 岁多见。十二指肠溃疡比胃溃疡发生穿孔者高 3～10 倍，前者平均年龄 33 岁，后者平均年龄 46 岁。该病发病急，变化快，若不及时诊治，会因腹膜炎的发展而危及生命。

一、临床表现

(1)突发性上腹部刀割样疼痛，很快弥漫全腹。多数伴恶心、呕吐。

(2)腹式呼吸消失，腹肌紧张如“板状”，全腹压痛反跳痛，以右上腹明显。肝浊音界缩小或消失，肠鸣音减弱或消失。

(3)随病情发展，可出现腹胀，甚至中毒性休克。

二、诊断鉴别

(1)大多数患者有溃疡病史，而且近期内溃疡症状加重。

(2)突发性上腹部刀割样疼痛，很快波及全腹。多数伴有恶心、呕吐。

(3)全腹压痛，肌紧张，尤以右上腹为甚，肝浊音界缩小或消失，肠鸣音减弱或消失。

(4)X 线片及腹部透视见膈下游离气体。腹穿抽得黄色混浊液体。

三、疾病治疗

(一)治疗原则

(1)禁食、胃肠减压，半坐卧位。

(2)输液，纠正水电解质，酸碱平衡失调。

(3)应用抗生素。

(4)手术治疗指征包括：

饱食后穿孔，顽固性溃疡穿孔，伴有幽门梗阻或出血者。

年老，全身情况差或疑有癌变者。

经非手术治疗 6～8 小时后症状体征无好转，反而加重者。

手术方式有胃大部切除术和单纯穿孔修补术。

(二)用药原则

(1)轻型保守治疗病例以静滴抗生素＋雷尼替丁为主。

(2)重型行溃疡穿孔修补术病例，静脉应用抗生素＋雷尼替丁，注意支持疗法，维持水电解质平衡，必要时根据临床和药敏试验选择有效的抗生素。

（3）重型行胃大部切除术病例，静脉应用抗生素，注意支持疗法和防止并发症如体质极差者可用"C"项药。

第六节　急性肠梗阻

由于肠内及肠外各种原因引起的小肠肠道机械性堵塞称为肠梗阻。肠腔内容物正常运行和通过发生障碍时，称肠梗阻。为腹部外科常见疾病，若未得到及时合理的治疗，往往危及患者的生命。

一、分类

对肠梗阻的分类是为了便于对病情的认识、指导治疗和对预后的估计，通常有下列几种分类方法。

1.按病因分类

（1）机械性肠梗阻临床上最常见，是由于肠内、肠壁和肠外各种不同机械性因素引起的肠内容通过障碍。

（2）动力性肠梗阻是由于肠壁肌肉运动功能失调所致，并无肠腔狭窄，又可分为麻痹性和痉挛性两种。前者是因交感神经反射性兴奋或毒素刺激肠管而失去蠕动能力，以致肠内容物不能运行；后者系肠管副交感神经过度兴奋，肠壁肌肉过度收缩所致。有时麻痹性和痉挛性可在同一患者不同肠段中并存，称为混合型动力性肠梗阻。

（3）血运性肠梗阻是由于肠系膜血管内血栓形成，血管栓塞，引起肠管血液循环障碍，导致肠蠕动功能丧失，使肠内容物停止运行。

2.按肠壁血循环分类

（1）单纯性肠梗阻有肠梗阻存在而无肠管血循环障碍。

（2）绞窄性肠梗阻有肠梗阻存在同时发生肠壁血循环障碍，甚至肠管缺血坏死。

3.按肠梗阻程度分类

可分为完全性和不完全性或部分性肠梗阻。

4.按梗阻部位分类

可分为高位小肠梗阻、低位小肠梗阻和结肠梗阻。

5.按发病轻重缓急分类

可分为急性肠梗阻和慢性肠梗阻。

6.闭襻型肠梗阻

是指一段肠襻两端均受压且不通畅者，此种类型的肠梗阻最容易发生肠壁坏死和穿孔。

肠梗阻的分类是从不同角度来考虑的，但并不是绝对孤立的。如肠扭转可既是机械性、完全性，也是绞窄性、闭襻性。不同类型的肠梗阻在一定条件下可以转化，如单纯性肠梗阻治疗不及时，可发展为绞窄性肠梗阻。机械性肠梗阻近端肠管扩张，最后也可发展为麻痹性肠梗阻。不完全性肠梗阻时，由于炎症、水肿或治疗不及时，也可发展成完全性肠梗阻。

二、临床表现

1.粘连性肠梗阻

表现：

(1)以往有慢性梗阻症状和多次反复急性发作的病史。

(2)多数病人有腹腔手术、创伤、出血、异物或炎性疾病史。

(3)临床症状为阵发性腹痛，伴恶心、呕吐、腹胀及停止排气排便等。

体检：

(1)全身情况：梗阻早期多无明显改变，晚期可出现体液丢失的体征。发生绞窄时可出现全身中毒症状及休克。

(2)腹部检查应注意如下情况：①有腹部手术史者可见腹壁切口瘢痕；②病人可有腹胀，且腹胀多不对称；③多数可见肠型及蠕动波；④腹部压痛在早期多不明显，随病情发展可出现明显压痛；⑤梗阻肠襻较固定时可扪及压痛性包块；⑥腹腔液增多或肠绞窄者可有腹膜刺激征或移动性浊音；⑦肠梗阻发展至肠绞窄、肠麻痹前均表现肠鸣音亢进，并可闻及气过水声或金属音。

2.绞窄性肠梗阻

表现：

(1)腹痛为持续性剧烈腹痛，频繁阵发性加剧，无完全休止间歇，呕吐不能使腹痛腹胀缓解。

(2)呕吐出现早而且较频繁。

(3)早期即出现全身性变化，如脉率增快，体温升高，白细胞计数增高，或早期即有休克倾向。

(4)腹胀：低位小肠梗阻腹胀明显，闭襻性小肠梗阻呈不对称腹胀，可触及孤立胀大肠襻，不排气排便。

(5)连续观察：可发现体温升高，脉搏加快，血压下降，意识障碍等感染性休克表现，肠鸣音从亢进转为减弱。

(6)明显的腹膜刺激征。

(7)呕吐物为血性或肛门排出血性液体。

(8)腹腔穿刺为血性液体。

三、检查

1.粘连性肠梗阻

(1)实验室检查梗阻早期一般无异常发现。应常规检查白细胞计数，血红蛋白，血细胞比容，二氧化碳结合力，血清钾、钠、氯及尿便常规。

(2)辅助检查X线立位腹平片检查：梗阻发生后的4～6小时，腹平片上即可见胀气的肠袢及多数气液平面。如立位腹平片表现为一位置固定的咖啡豆样积气影，应警惕有肠绞窄的存在。

2.绞窄性肠梗阻

(1)实验室检查：①白细胞计数增多，中性粒细胞核左移，血液浓缩；②代谢性酸中毒及水电解质平衡紊乱；③血清肌酸激酶升高。

（2）辅助检查X线立位腹平片表现为固定孤立的肠襻，呈咖啡豆状，假肿瘤状及花瓣状，且肠间隙增宽。

四、治疗

1.粘连性肠梗阻

（1）非手术疗法对于单纯性、不完全性肠梗阻，特别是广泛粘连者，一般选用非手术治疗；对于单纯性肠梗阻可观察24～48小时，对于绞窄性肠梗阻应尽早进行手术治疗，一般观察不宜超过4～6小时。

基础疗法包括禁食及胃肠减压，纠正水、电解质紊乱及酸碱平衡失调，防治感染及毒血症。还可采用中药及针刺疗法。

（2）手术疗法粘连性肠梗阻经非手术治疗病情不见好转或病情加重；或怀疑为绞窄性肠梗阻，特别是闭襻性肠梗阻；或粘连性肠梗阻反复频繁发作，严重影响病人生活质量时，均应考虑手术治疗。①粘连带或小片粘连行简单切断分离。②小范围局限紧密粘连成团的肠襻无法分离，或肠管已坏死者，可行肠切除吻合术，如肠管水肿明显，一期吻合困难，或病人术中情况欠佳，可先行造瘘术。③如病人情况极差，或术中血压难以维持，可先行肠外置术。④肠襻紧密粘连又不能切除和分离者，可行梗阻部位远、近端肠管侧侧吻合术。⑤广泛粘连而反复引起肠梗阻者可行肠排列术。

2.绞窄性肠梗阻

（1）绞窄性小肠梗阻，一经诊断应立即手术治疗，术中根据绞窄原因决定手术方法。

（2）如病人情况极严重，肠管已坏死，而术中血压不能维持，可行肠外置术方法，待病情好转再行二期吻合术。

第七节　消化道出血

消化道出血是临床常见严重的症候。消化道是指从食管到肛门的管道，包括胃、十二指肠、空肠、回肠、盲肠、结肠及直肠。上消化道出血部位指屈氏韧带以上的食管、胃、十二指肠、上段空肠以及胰管和胆管的出血。屈氏韧带以下的肠道出血称为下消化道出血。

一、病因

消化道出血可因消化道本身的炎症、机械性损伤、血管病变、肿瘤等因素引起，也可因邻近器官的病变和全身性疾病累及消化道所致。

1.上消化道出血的病因

（1）食管疾病食管炎（反流性食管炎、食管憩室炎）、食管癌、食管溃疡、食管贲门黏膜撕裂症、器械检查或异物引起损伤、放射性损伤、强酸和强碱引起化学性损伤。

（2）胃、十二指肠疾病消化性溃疡、急慢性胃炎（包括药物性胃炎）、胃黏膜脱垂、胃癌、急性胃扩张、十二指肠炎、残胃炎、残胃溃疡或癌。还有淋巴瘤、平滑肌瘤、息肉、肉瘤、血管瘤、神经纤维瘤。膈疝、胃扭转、憩室炎、钩虫病等。

（3）胃肠吻合术后的空肠溃疡和吻合口溃疡。

(4)门静脉高压,食管胃底静脉曲线破裂出血、门脉高压性胃病肝硬化、门静脉炎或血栓形成的门静脉阻塞、肝静脉阻塞(Budd-Chiari 综合征)。

2.下消化道出血病因

(1)肛管疾病痔、肛裂、肛瘘。

(2)直肠疾病直肠的损伤、非特异性直肠炎、结核性直肠炎、直肠肿瘤、直肠类癌、邻近恶性肿瘤或脓肿侵入直肠。

(3)结肠疾病细菌性痢疾、阿米巴痢疾、慢性非特异性溃疡性结肠炎、憩室、息肉、癌肿和血管畸形。

(4)小肠疾病急性出血性坏死性肠炎、肠结核、克罗恩病、空肠憩室炎或溃疡、肠套叠、小肠肿瘤、胃肠息肉病、小肠血管瘤及血管畸形。

二、临床表现

失血量的估计对进一步处理极为重要。一般每日出血量在 5ml 以上,大便色不变,但匿血试验就可以为阳性,50～100ml 以上出现黑粪。以呕血、便血的数量作为估计失血量的资料,往往不太精确。因为呕血与便血常分别混有胃内容与粪便,另一方面部分血液尚贮留在胃肠道内,仍未排出体外。因此可以根据血容量减少导致周围循环的改变,做出判断。

1.一般状况

失血量少,在 400ml 以下,血容量轻度减少,可由组织液及脾贮血所补偿,循环血量在 1h 内即得改善,故可无自觉症状。当出现头晕、心慌、冷汗、乏力、口干等症状时,表示急性失血在 400ml 以上;如果有晕厥、四肢冰凉、尿少、烦躁不安时,表示出血量大,失血至少在 1200ml 以上;若出血仍然继续,除晕厥外,尚有气短、无尿,此时急性失血已达 2000ml 以上。

2.脉搏

脉搏的改变是失血程度的重要指标。急性消化道出血时血容量锐减、最初的机体代偿功能是心率加快。小血管反射性痉挛,使肝、脾、皮肤血窦内的储血进入循环,增加回心血量,调整体内有效循环量,以保证心、肾、脑等重要器官的供血。一旦由于失血量过大,机体代偿功能不足以维持有效血容量时,就可能进入休克状态。所以,当大量出血时,脉搏快而弱(或脉细弱),脉搏每分钟增至 100～120 次以上,失血估计为 800～1600ml;脉搏细微,甚至扪不清时,失血已达 1600ml 以上。

3.血压

血压的变化同脉搏一样,是估计失血量的可靠指标。

当急性失血 800ml 以上时(占总血量的 20%),收缩压可正常或稍升高,脉压缩小。尽管此时血压尚正常,但已进入休克早期,应密切观察血压的动态改变。急性失血 800～1600ml 时(占总血量的 20%～40%),收缩压可降至 9.33～10.67kPa(70～80mmHg),脉压小。急性失血 1600ml 以上时(占总血量的 40%),收缩压可降至 6.67～9.33kPa(50～70mmHg),更严重的出血,血压可降至零。

4.血常规

血红蛋白测定、红细胞计数、血细胞压积可以帮助估计失血的程度。但在急性失血的初期,由于血浓缩及血液重新分布等代偿机制,上述数值可以暂时无变化。一般需组织液渗入血管内补充血容量，即 3～4h 后才会出现血红蛋白下降，平均在出血后 32h，血红蛋白可被稀释到最大程度。如果病人出血前无贫血，血红蛋白在短时间内下降至 7g 以下，表示出血量大，在 1200ml 以上。大出血后 2～5h，白细胞计数可增高，但通常不超过 $15\times10^9/L$。然而在肝硬化、脾功能亢进时，白细胞计数可以不增加。

5.尿素氮

上消化道大出血后数小时，血尿素氮增高，1～2 天达高峰，3～4 天内降至正常。如再次出血，尿素氮可再次增高。尿素氮增高是由于大量血液进入小肠，含氮产物被吸收。而血容量减少导致肾血流量及肾小球滤过率下降，则不仅尿素氮增高，肌酐亦可同时增高。如果肌酐在 133μmol/L(1.5mg%)以下，而尿素氮＞14.28mmol/L(40mg%)，则提示上消化道出血在 1000ml 以上。

三、检查

1.X 线钡剂检查

仅适用于出血已停止和病情稳定的患者其对急性消化道出血病因诊断的阳性率不高；

2.内镜检查。

3.血管造影

4.放射性核素显像

近年应用放射性核素显像检查法来发现活动性出血的部位其方法是静脉注射 m 锝胶体后作腹部扫描以探测标记物从血管外溢的证据可直到初步的定向作用。

四、诊断

1.上消化道大量出血的早期识别

若上消化道出血引起的急性周围循环衰竭征象的出现先于呕血和黑粪，就必须与中毒性休克、过敏性休克、心源性休克或急性出血坏死性胰腺炎，以及子宫异位妊娠破裂、自发性或创伤性脾破裂、动脉瘤破裂等其他病因引起的出血性休克相鉴别。有时尚须进行上消化道内镜检查和直肠指检，借以发现尚未呕出或便出的血液，而使诊断得到及早确立。

2.出血的病因和部位的诊断

(1)病史与体征消化性溃疡患者 80%～90%都有长期规律性上腹疼痛史，并在饮食不当、精神疲劳等诱因下并发出血，出血后疼痛减轻，急诊或早期胃内镜检查即可发现溃疡出血灶。呕出大量鲜红色血而有慢性肝炎、血吸虫病等病史，伴有肝掌、蜘蛛痣、腹壁静脉曲张、脾大、腹水等体征时，以门脉高压食管静脉曲张破裂出血为最大可能。45 岁以上慢性持续性粪便匿血试验阳性，伴有缺铁性贫血者应考虑胃癌或食管裂孔疝。有服用消炎止痛或肾上腺皮质激素类药物史或严重创伤、手术、败血症时，其出血以应激性溃疡和急性胃黏膜病变为可能。50 岁以上原因不明的肠梗阻及便血，应考虑结肠肿瘤。60 岁以上有冠心、心房颤动病史的腹痛及便血者，缺血性肠病可能大。突然腹痛，休克，便血者要立即想到动脉瘤破裂。黄疸，发热及腹痛者伴消化道出血时，胆道源性出血不能除外，常见于胆管结石或胆管蛔虫症。

(2)特殊诊断方法线钡剂检查:仅适用于出血已停止和病情稳定的患者，其对急性消化道出血病因诊断的阳性率不高。内镜检查；血管造影；放射性核素显像:近年应用放射性核素显像检查法来发现活动性出血的部位，其方法是静脉注射 99m 锝胶体后作腹部扫描，以探测标记物从血管外溢的证据,可直到初步的定向作用。

五、治疗

1.一般治疗

卧床休息;观察神色和肢体皮肤是冷湿或温暖;记录血压、脉搏、出血量与每小时尿量;保持静脉入路并测定中心静脉压。保持病人呼吸道通畅,避免呕血时引起窒息。大量出血者宜禁食,少量出血者可适当进流质。多数病人在出血后常有发热,一般无须使用抗生素。

2.补充血容量

当血红蛋白低于9g/dl,收缩血压低于12kPa(90mmHg)时,应立即输入足够量的全血。对肝硬化静脉高压的患者要提防因输血而增加门静脉压力激发再出血的可能性。要避免输血、输液量过多而引起急性肺水肿或诱发再次出血。

3.上消化道大量出血的止血处理

(1)胃内降温。

(2)口服止血剂。

(3)抑制胃酸分泌和保护胃黏膜。

(4)内镜直视下止血。

(5)食管静脉曲张出血的非外科手术治疗。

4.下消化道出血的治疗

下消化道出血是一种常见的肠道疾病,主要症状是便血,如果长期便血,会造成严重后果。

(1)一般治疗总的原则是按不同的病因确定治疗方案,在未能明确诊断时,应积极的给予抗休克等治疗。患者绝对卧位休息,禁食或低渣饮食,必要时给予镇静剂。经静脉或肌肉途径给予止血剂。治疗期间,应严密观察血压、脉搏、尿量。注意腹部情况,记录黑便或便血次数、数量,定期复查血红蛋白、红细胞计数、红细胞比容、尿常规、血尿素氮、肌酐、电解质、肝功能等。

(2)手术治疗在出血原因和出血部位不明确的情况下,不主张盲目行剖腹探查,若有下列情况时可考虑剖腹探查术:①活动性仍有大出血并出现血流动力学不稳定,不允许做TCR-BCS、动脉造影或其他检查;②上述检查未发现出血部位,但出血仍在持续;③反复类似的严重出血。术中应全面仔细探查,消化道应全程仔细触摸,并将肠道提出,结合在灯光下透照,有时可发现小肠肿瘤或其他病变。如果仍未发现病变(约占1/3),可采用经肛门和(或)经肠造口导入术中内镜检查。由内镜专科医生进行,手术医生协助导引进镜、并可转动肠管,展平黏膜皱襞,使内镜医生获得清晰视野,有利于发现小而隐蔽的出血病灶。同时,手术医生通过内镜透照,有时亦可从浆膜面发现病灶。

(3)介入治疗在选择性血管造影显示出血部位后,可经导管行止血治疗:①脉内灌注加压素。动脉插管造影发现出血部位后,经局部血管注入加压素0.2～0.4U/min,灌注20分钟后,造影复查,确定出血是否停止。若出血停止,继续按原剂量维持12～24小时,逐渐减量至停用。然后在导管内滴注右旋糖酐或复方氯化钠溶液,证实无再出血后拔管。大部分病例可达到止血目的,虽其中部分病例在住院期间会再次发生出血,但其间改善了病人的全身情况,为择期手术治疗创造了良好条件。相对憩室出血(多为动脉出血)而言,动静脉畸形等所致的出血用加压素效果较差。值得指出的是，肠道缺血性疾病所致的消化道出血，加压素滴注会加重病情，当属禁忌。②动脉栓塞。对糜烂、溃疡或憩室所致的出血，采用可吸收性栓塞材料（如明胶海绵、自身血凝块等）进行止血。对动静脉畸形、血管瘤等出血采用永久性栓塞材料，如金属线圈、聚乙烯醇等。一般来说，下消化道出血的病例在动脉置管后不主张采用栓塞止血方法，原因是栓塞近端血管容易引起肠管的缺血坏死，尤其是结肠。

（4）内镜治疗纤维结肠镜下止血作用有限，不适用急性大出血病例，尤其对弥漫性肠道病变作用不大。具体方法有：激光止血、电凝止血（包括单极和多极电凝）、冷冻止血、热探头止血以及对出血病灶喷洒肾上腺素、凝血酶、巴曲酶等。对憩室所致的出血不宜采用激光、电凝等止血方法，以免导致肠穿孔。

以上就是关于下消化道出血的治疗方法，对于上述几种治疗方法，大家要谨慎选择，因为每个病人的情况不一样，所以对症治疗才是最重要的。

5.手术处理

（1）食管胃底静脉曲张出血采取非手术治疗如输血、药物止血、三腔客、硬化剂及栓塞仍不能控制出血者，应作紧急静脉曲张结扎术，此种方法虽有止血效果，但复发出血率较高。如能同时做脾肾静脉分流手术可减少复发率。其他手术如门奇静脉断流术、H形肠系膜上静脉下腔静脉分流术、脾腔静脉分流术等也在临床应用中。择期门腔分流术的手术死亡率低，有预防性意义。由严重肝硬化引起者亦可考虑肝移植术。

（2）溃疡病出血当上消化道持续出血超过48小时仍不能停止；24小时内输血1500ml仍不能纠正血容量、血压不稳定；保守治疗期间发生再出血者；内镜下发现有动脉活动出血等情况，死亡率高达30%，应尽早外科手术。

（3）肠系膜上动脉血栓形成或动脉栓塞常发生在有动脉粥样硬化的中老年人，突然腹痛与便血，引起广泛肠坏死的死亡率高达90.5%，必需手术切除坏死的肠组织。

第四章　泌尿系统急重症

第一节　尿路感染

尿路感染是由细菌(极少数可由真菌、原虫、病毒)直接侵袭所引起。尿路感染分为上尿路感染和下尿路感染,上尿路感染指的是肾盂肾炎,下尿路感染包括尿道炎和膀胱炎。肾盂肾炎又分为急性肾盂肾炎和慢性肾盂肾炎。好发于女性。

一、病因

尿路感染95%以上是由单一细菌引起的。其中90%的门诊病人和50%左右的住院病人,其病原菌是大肠埃希杆菌,此菌血清分型可达140种,致尿感型大肠埃希杆菌与病人粪便中分离出来的大肠埃希杆菌属同一种菌型,多见于无症状菌尿或无并发症的尿感;变形杆菌、产气杆菌、克雷白肺炎杆菌、铜绿假单胞菌、粪链球菌等见于再感染、留置导尿管、有并发症之尿感者;白色念珠菌、新型隐球菌感染多见于糖尿病及使用糖皮质激素和免疫抑制药的病人及肾移植后;金黄色葡萄球菌多见于皮肤创伤及吸毒者引起的菌血症和败血症;病毒、支原体感染虽属少见,近年来有逐渐增多趋向。多种细菌感染见于留置导尿管、神经源性膀胱、结石、先天性畸形和阴道、肠道、尿道瘘等。

二、临床表现

1.膀胱炎

即通常所指的下尿路感染。成年妇女膀胱炎主要表现是尿路刺激,即尿频、尿急、尿痛,白细胞尿,偶可有血尿,甚至肉眼血尿,膀胱区可有不适。一般无明显的全身感染症状,但少数患者可有腰痛,低热(一般不超过38℃),血白细胞计数常不增高。约30%以上的膀胱炎为自限性,可在7～10天内自愈。

2.急性肾盂肾炎

表现包括以下两组症状群:①泌尿系统症状:包括尿频、尿急、尿痛等膀胱刺激征,腰痛和(或)下腹部痛;②全身感染的症状:如寒战、发热、头痛、恶心、呕吐、食欲不振等,常伴有血白细胞计数升高和血沉增快。一般无高血压和氮质血症。

3.慢性肾盂肾炎

慢性肾盂肾炎的病程经过很隐蔽。临床表现分为以下三类:①尿路感染表现仅少数患者可间歇发生症状性肾盂肾炎,但更为常见的表现为间歇性无症状细菌尿,和(或)间歇性尿急、尿频等下尿路感染症状,腰腹不适和(或)间歇性低热。②慢性间质性肾炎表现如高血压、多尿、夜尿增加,易发生脱水。③慢性肾脏病的相关表现。

4.不典型尿路感染

①以全身急性感染症状为主要表现，而尿路局部症状不明显；②尿路症状不明显，而主要表现为急性腹痛和胃肠道功能紊乱的症状；③以血尿、轻度发热和腰痛等为主要表现；④无明显的尿路症状，仅表现为背痛或腰痛；⑤少数人表现为肾绞痛、血尿；⑥完全无临床症状，但尿细菌定量培养，菌落≥10^5/ml。

三、检查

1.婴幼儿

常见尿臭、尿频，排尿中断或啼哭，夜间遗尿，顽固性尿布疹，伴发热、萎靡等。

2.年长儿

尿频急痛，排尿困难，腹痛或腰痛，可有发热，尿臭和夜间遗尿。

3.慢性或反复发作者

病程常>6月，可伴低热，消瘦，贫血，甚至高血压或肾功能不全。

4.离心尿白细胞

离心尿白细胞≥5个/HP，尿白细胞排泄率20万～40万/h为可疑，≥40万/h有诊断意义。尿菌落计数1万～10万/ml，女性为可疑，男性有诊断意义，>10万/ml可确诊。

5.ACB、Uβ2m、尿溶菌酶测定

有助于区别上下尿路感染。

6.X线、B超检查

也有助于诊断。

四、治疗

1.女性非复杂性急性尿路感染

(1)急性膀胱炎治疗建议采用三日疗法治疗，即口服复方磺胺甲基异恶唑；或氧氟沙星；或左氧氟沙星。由于单剂量疗法的疗效不如三日疗法好，目前，不再推荐使用。对于致病菌对磺胺甲基异恶唑耐药率高达10%～20%的地区，可采用呋喃妥因治疗。

(2)急性肾盂肾炎治疗建议使用抗生素治疗14天，对于轻症急性肾盂肾炎患者使用高效抗生素疗程可缩短至7天。对于轻症状病例，可采用口服喹诺酮类药物治疗，如果致病菌对复方磺胺甲基异恶唑敏感，也可口服此药物治疗。如果致病菌是革兰氏阳性菌，可以单用阿莫西林或阿莫西林/克拉维酸钾治疗。对于重症病例或不能口服药物者，应该住院治疗，静脉使用喹诺酮类药物或广谱的头孢类抗生素治疗，对于β内酰胺类抗生素和喹诺酮类抗生素耐药者，可选用氨曲南治疗；如果致病菌是革兰氏阳性球菌，可使用氨苄西林/舒巴坦钠，必要时可联合用药治疗。若病情好转，可参考尿培养结果选用敏感的抗生素口服治疗。在用药期间的方案调整和随访很重要，应每1～2周作尿培养，以观察尿菌是否阴转。在疗程结束时及停药后第2、6周应分别作尿细菌定量培养，以后最好能每月复查1次。

(3)复杂性急性肾盂肾炎由于存在各种基础疾病，复杂性急性肾盂肾炎易出现肾脏皮髓质脓肿、肾周脓肿及肾乳头坏死等严重并发症。这类患者需要住院治疗。首先应该及时有效控制糖尿病、尿路梗死等基础疾病，必要时需要与泌尿外科等相关专业医生共同治疗，否则，单纯使用抗生素治疗很难治愈本病。其次，根据经验静脉使用广谱抗生素治疗。在用药期间，应该及时根据病情变化和/或细菌药物敏感试验结果调整治疗方案，部分患者尚需要联合用药，疗程至少为10～14天。

2.男性膀胱炎

所有男性膀胱炎患者均应该除外前列腺炎。对于非复杂性急性膀胱炎可口服复方磺胺甲基异恶唑或喹诺酮类药物治疗，剂量同女性患者，但疗程需要7天；而对于复杂性急性膀胱炎患者可口服环丙沙星，或左氧氟沙星，连续治疗7～14天。

3.妊娠期尿路感染

(1)无症状性细菌尿感妊娠期间无症状性细菌尿发生率高达2%～7%，常发生于妊娠的第一个月，其中多达40%病例可在妊娠期出现急性肾盂肾炎，因此建议在妊娠早期应该常规对孕妇进行尿培养检查，以便及时发现无症状性细菌尿患者。目前建议对于这类患者应该采取抗感染治疗。可选用一下列方案中的一种：①呋喃妥因；②头孢泊肟；③阿莫西林/克拉维酸钾。请患者于停药后1周时来医院复查尿培养，以后每月复查一次，直到妊娠结束。对于反复出现无症状性细菌尿者，可以在妊娠期间采取抗生素预防措施，于每晚睡前服用呋喃妥因或头孢氨苄。

(2)急性膀胱炎首先可采用以下列方案中的一种：①呋喃妥因；②头孢泊亏；③阿莫西林/克拉维酸钾。然后，根据尿细菌培养结果调整治疗方案。一般建议疗程为7天。

(3)急性肾盂肾炎必须主要静脉使用抗生素治疗，在正常后48小时或临床症状明显改善后，可改为口服抗生素治疗。可先采取经验型治疗，使用头孢曲松，然后根据尿细菌培养结果调整治疗方案，总疗程为10～14天。

4.无症状性细菌尿路感染

对于绝经前女性、非妊娠患者、糖尿病患者、老年人、脊髓损伤及留置导尿管的无症状性细菌尿的患者不需要治疗。然而，对于经尿道行前列腺手术或其他可能导致尿路黏膜出血的泌尿外科手术或检查的无症状性细菌尿患者，应该根据细菌培养结果采取敏感抗生素治疗。

5.导尿管相关的尿路感染

尿道相关性无症状性细菌尿不需要使用抗生素治疗；拔除导尿管后48小时仍有无症状性细菌尿的女性患者，则应该根据尿培养结果使用敏感抗生素治疗14天。

第二节　肾绞痛

肾绞痛renalcolic肾绞痛又称肾、输尿管绞痛，是由于某种病因使肾盂、输尿管平滑肌痉挛或管腔的急性部分梗阻所造成的，它的发生与身体是否强壮无关。其特点是突然发作剧烈疼痛，疼痛从患侧腰部开始沿输尿管向下腹部、腹股沟、大腿内侧、睾丸或阴唇放射，可持续几分钟或数十分钟，甚至数小时不等。发作时常伴有恶心呕吐、大汗淋漓、面色苍白、辗转不安等症状，严重者可导致休克。

一、症状与诊断

一旦痉挛或梗阻解除，症状会很快缓解。由于肾绞痛常伴有恶心、呕吐、腹胀等消化道症状，易与急腹症混淆，因此在诊断中应注意排除下列常见的急腹症：急性阑尾炎、急性胆囊炎和急性胰腺炎；女患者还应除外卵巢囊肿蒂扭转、宫外孕、急性输卵管炎等。经尿常规和B超检查，一般可确定是否肾绞痛，其中尿常规中“红细胞＋＋”即提示有意义。如果只是一个＋或女患者处于月经期间，这个结果就不能作为诊断依据。在没有得到确诊之前不能反复使用止痛药，否则影响对病情的观察，甚至延误诊断。

二、原因

首先，感染所导致的肾绞痛，最常见的致病菌为金黄色葡萄球菌，细菌可以由其他部位化脓病灶经血液进进肾脏、例如疖、痈、脓肿、感染伤口、上呼吸道感染及肾邻近组织感染等。初期病变局限于肾皮质形成多发微小脓肿，继之可集合成多房性脓肿，部分病人可由小脓肿融合成大脓肿，成为肾绞痛，少数病人到晚期，近皮质肾绞痛可穿破包膜，发展成为肾周脓肿，近肾盏的脓肿可穿孔向肾盂引流，则尿中可找到细菌。

其他原因如囊肿、结石等也可以引起肾绞痛，通常输尿管结石会让人感到剧烈的疼痛；肾囊肿及各种类型的肾炎由于肾间质受损也会引起肾绞痛；长时间采取坐姿或走了很长时间的路之后也会感到肾部发酸、发胀似的疼痛。

肾绞痛，最常见的原因是患有肾结石。其次是肾囊肿和各种类型的肾炎。患者假如出现这样的情况，可以先到医院检查一下肾脏B超，看有无肾结石、囊肿之类的疾病，再检查一下尿常规，看有无肾脏病。若检查都正常的话，那可以看中医治疗，可能是肾虚腰痛或者是冷湿腰痛。

三、治疗

在确诊肾绞痛后，医生会根据患者就诊时的疼痛程度，伴随症状如恶心、呕吐以及对止痛药物的反应做相应治疗。治疗用药一般有个梯度：①疼痛能耐受或肾绞痛后余痛，可选择口服止痛剂和解痉药物。②疼痛难以耐受，就应肌内注射阿托品（解痉药物），一般15～20分钟起作用，但有口干、心跳加速等副作用。③疼痛剧烈或肌注阿托品20分钟后疼痛仍未缓解者，通常需要注射毒麻类药物如哌替啶或吗啡，其止痛作用强，同时有镇静作用，肌注后15～20分钟显效，可维持4～6小时。但不宜多次使用，以免成瘾。④如经上述处理疼痛仍未缓解，就需要静脉输液了。有少数顽固的肾绞痛患者，短时间内对各种止痛剂都不敏感，只能在药效的作用下慢慢缓解。

肾绞痛并非独立的一种疾病，而是一种症状。就发病规律而言，肾绞痛伴有血尿，大多由肾与输尿管结石引起，但这不是结石所特有的症状。因此肾绞痛发作缓解后，必须进一步检查病因做相应的治疗，否则可能存在以下两大危险：

首先，不能及时发现尿路梗阻。肾绞痛最常见的原因是尿路结石，有时结石在肾盂或输尿管中嵌顿，不一定出现绞痛，但可以引起梗阻，导致不同程度的肾积水。久而久之，肾积水可以日益加重，最后导致肾功能丧失。在此过程中，患者仅有轻微腰酸或没有明显的症状，容易被忽视。有人把肾脏比做“哑巴”器官，意思是自身有了较严重的病变，却没有明显反应，这也是肾绞痛容易被忽视的主要原因。

其次，可能延误肾肿瘤、结核等重要疾病的诊断。任何原因的肾出血，如形成血块通过输尿管时，都会刺激输尿管而发生痉挛，造成梗阻，出现像肾结石一样的绞痛。因此，肾绞痛后腹部X线拍片看不到结石，不等于就没有问题。

凡有过肾绞痛发作者，应经常化验小便，如发现有血尿，即使无绞痛发作，也说明病变仍存在。必要时，可做B超、静脉肾盂造影等检查。

第三节 急性尿潴留

尿液在膀胱内不能排出称为尿潴留。如尿液完全潴留膀胱，称为完全性尿潴留。如排尿后仍有残留尿液，称为不完全性尿潴留。急性发作者称为急性尿潴留。

一、概述

尿液在膀胱内不能排出称为尿潴留。如尿液完全潴留膀胱，称为完全性尿潴留。如排尿后仍有残留尿液，称为不完全性尿潴留。急性发作者称为急性尿潴留。尿潴留原因分两类：①尿道梗阻：由于尿道炎症水肿或结石、尿道狭窄、尿道外伤、前列腺肥大或肿瘤等阻塞尿道而引起；②神经因素：各种原因所致的自主神经损害都可引起尿潴留。

二、症状体征

发病突然，膀胱内充满尿液不能排出，患者常胀痛难忍，有时部分尿液可从尿道溢出，但不能减轻下腹疼痛。

三、发病病因

(1)机械性梗阻：膀胱颈和尿道各种梗阻性病变，如前列腺增生症、尿道外伤、尿道狭窄、膀胱和尿道的结石、肿瘤和异物，以及盆腔肿瘤、妊娠的于富、粪便的压迫等。

(2)动力性梗阻：膀胱、尿道无器质性病变，尿潴留系排尿功能障碍所引起。如麻醉、手术后尿潴留、中枢和周围神经系损伤、炎症、肿田，以及应用松弛平滑肌的药物如阿托品、督鲁苯辛等。

(3)低血钾、发热或卧床不习惯床上排尿者亦可发生尿潴留。

四、病理生理

良性前列腺增生开始于围绕尿道精阜部位的腺体，这部分腺体称为移行带，原占前列腺组织仅5%，是前列腺增生的起始部位。其余95%腺体由外周带(占3/4)、中央带(占1/4)组成。射精管通过的部位为中央带，前列腺癌多数起源于外周带。良性前列腺增生引起排尿梗阻有以下三方面原因：

(1)平滑肌前列腺内尤其是围绕膀胱颈的、含有丰富的肾上腺素受体的平滑肌，在膀胱逼尿肌收缩时并不松弛，造成梗阻。增生的平滑肌，在膀胱颈形成环状结构。前列腺可不增大。

(2)腺瘤前列腺腺瘤增大，堵塞尿道。主要起源于移行带.即前列腺内带，增大的腺体向两侧和向膀胱内突出，有时仅突入膀胱如指头状，造成膀胱出口堵塞。增生的前列腺体可将外周的腺体压扁形成假包膜(外科包膜)，与增生腺体有明显的界线。增生使前列腺段尿道弯曲、伸长，尿道受压变窄，其精阜亦随增生的腺体向下移至接近外括约肌处。

(3)逼尿肌在膀胱出口梗阻时，逼尿肌为增强其收缩能力，平滑肌纤维体积和收缩力量增加，成为粗糙的网状结构即成小梁，尿路上皮通过小梁间空隙突出成囊状，严重时形成憩室。

逼尿肌代偿性肥大，发生不稳定的逼尿肌收缩，产生膀胱内高压，有时出现尿失禁。这种逼尿肌的不稳定在去除梗阻原因后可以消失。近年重视老年人逼尿肌功能减退对排尿功能的影响。尿路梗阻不能解除，逼尿肌最终不能排空膀胱尿而出现残余尿。随着残余尿量的逐渐增加，成为松软的无张力膀胱，并有充溢性尿失禁。长期排尿困难使膀胱高度扩张，可导致输尿管末端丧失其活瓣作用，发生膀胱输尿管返流；梗阻和返流可引起肾积水和肾功能损害。由于梗阻后膀胱内尿液潴留，容易继发感染和结石。

五、诊断检查

1.病史和体检

50 岁以上的男性有进行性排尿困难，须考虑有前列腺增生的可能。老年患者有膀胱炎、膀胱结石或肾功能不全时，虽无明显排尿困难，亦须注意有无前列腺增生。体检时.注意下腹部有无膨胀的膀胱。排尿后，直肠指诊可触到增大的前列腺表面光滑，质韧、有弹性，中间沟消失或隆起；若增生腺体突入膀胱，前列腺增大可不明显。应常规应用超声检查测量前列腺体积和其内部结构。

2.其他检查

(1)尿流率检查：在前列腺增生早期即可发生排尿的功能改变，如最大尿流率＜15ml/s，说明排尿不畅。＜10ml/s 则梗阻严重.必须治疗。最大尿流率不恒定，重复检查往往是必须的。评估最大尿流率时，排尿量必须超过 150ml。如果排尿困难主要是由于逼尿肌功能失常引起，应进行尿动力学检查，测定排尿时膀胱内压的改变。

(2)超声检查：可以直接测定前列腺大小、内部结构、是否突入膀胱，经直肠超声扫描更为精确。经腹壁超声检查可测定膀胱残余尿量。

(3)血清前列腺特异抗原(PSA)测定：在前列腺体积较大，有结节或较硬时，应测定血清 pSA，以排除合并前列腺癌的可能性。鉴别诊断前列腺增生应与其他膀胱颈梗阻性病变相鉴别，例如膀胱颈硬化症前列腺癌、膀胱肿瘤和神经源性膀胱功能障碍等。

六、治疗方案

治疗原则是解除病因，恢复排尿。如病因不明或梗阻一时难以解除，可行导尿术引流膀胱尿液，以解除胀痛，然后再做进一步检查，明确病因后再进行治疗。

对于尿潴留在短时间不能恢复者，最好放置导尿管持续导尿，1 周左右拔除。急性尿潴留病人在不能插入导尿管时，可采用粗针头耻骨上膀胱穿刺的方法吸出尿液，以暂时缓解病人的痛苦。此外，还可采用用膀胱穿刺激造瘘引流尿液。

急性尿潴留是前列腺增生症常见并发症，多发生于前列腺增生症的中晚期，文献报道约有 50％的前列腺增生症患者发生急性尿潴留。多在感冒、劳累、饮酒、憋尿、房事或吃辛辣食物后诱发，病人小腹胀痛，不能排尿，非常痛苦。因此发生急性尿潴留后的紧急处理非常重要。

第五章　骨关节急重症

第一节　急性化脓性骨髓炎

急性化脓性骨髓炎在正常人的血液里有时有少数细菌侵入，但由于机体抵抗力而被消灭，如在机体抵抗力降低，并有感染病灶时，细菌可从病灶进入血液，机体未能将其全部消灭，细菌随循环可侵入骨骼。是否发生感染，要看当时机体对感染的敏感性，局部的抵抗力等条件决定。

一、基本简介

1.解剖学

从解剖学上看，在长骨干骺端有很多的终末小动脉，循环丰富，血流较慢，利于细菌繁殖。细菌积聚愈多，毒力愈大，则消灭愈难，发生骨髓炎的机会也就增加。有的细菌如葡萄球菌，常积聚成团，在细小动脉内可形成栓塞，使该血管的末端阻塞，使局部组织坏死，利于细菌生长和感染的发生。临床上骨髓炎的发生常和外伤（扭伤、挫伤等）有关，局部损伤常为诱因，有利于细菌生长。

2.进入骨髓途径

病原菌以金黄色葡萄球菌为最多见（占80～90%），其次为链球菌和大肠杆菌。肺炎双球菌，伤寒杆菌等则少见。一般进入骨骼途径有三：

（1）血源性：化脓性细菌通过循环在局部骨质发生病变，即为血源性骨髓炎。感染病灶常为扁桃腺炎、中耳炎、疖、痈等。患者大多身体衰弱，营养较差，过度疲劳或急性病后发生。外伤常为一诱因，病人有时有轻度外伤史，外伤有时决定发病部位，如局部轻度挫伤后可发生股骨或胫骨骨髓炎。

（2）外伤性：系直接感染，由火器伤或其他外伤引起的开放性骨折，伤口污染，未经及时彻底清创而发生感染，即为外伤性骨髓炎。骨与关节手主时，无菌操作不严，也可引起化脓性感染。

（3）骨骼附近软组织感染扩散引起，如脓性指头炎，若不及时治疗，可以引起指骨骨髓炎。

总之，血源性骨髓炎常见的发病情况有：①多发于营养不良，发烧初愈的儿童；②常有病灶如疖、痈、扁桃腺炎等；③骨髓炎常起于长骨干骺端；④男孩发病较多。

骨髓炎的发生必须具备二个条件，即外在因素和内在因素同时存在。高度感染力的细菌侵入人体是外在因素，全身或局部骨骼的抗菌力降低是内在因素。以血源性化脓性骨髓炎为例说明其发生过程。

二、感染途径

1.进入骨骼途径

（1）血源性：化脓性细菌通过循环在局部骨质发生病变，即为血源性骨髓炎。感染病灶常为扁桃腺炎、中耳炎、疖、痈等。患者大多身体衰弱，营养较差，过度疲劳或急性病后发生。外伤常为一诱因，病人有时有轻度外伤史，外伤有时决定发病部位，如局部轻度挫伤后可发生股骨或胫骨骨髓炎。

(2)外伤性：系直接感染，由火器伤或其他外伤引起的开放性骨折，伤口污染，未经及时彻底清创而发生感染，即为外伤性骨髓炎。骨与关节手主时，无菌操作不严，也可引起化脓性感染。

(3)骨骼附近软组织感染扩散引起，如脓性指头炎，若不及时治疗，可以引起指骨骨髓炎。

2.骨髓炎发生条件

骨髓炎的发生必须具备二个条件，即外在因素和内在因素同时存在。高度感染力的细菌侵入人体是外在因素，全身或局部骨骼的抗菌力降低是内在因素。以血源性化脓性骨髓炎为例说明其发生过程。在正常人的血液里有时有少数细菌侵入，但由于机体抵抗力而被消灭，如在机体抵抗力降低，并有感染病灶时，细菌可从病灶进入血液，机体未能将其全部消灭，细菌随循环可侵入骨骼。是否发生感染，要看当时机体对感染的敏感性，局部的抵抗力等条件决定。从解剖学上看，在长骨干骺端有很多的终末小动脉，循环丰富，血流较慢，利于细菌繁殖。细菌积聚愈多，毒力愈大，则消灭愈难，发生骨髓炎的机会也就增加。有的细菌如葡萄球菌，常积聚成团，在细小动脉内可形成栓塞，使该血管的末端阻塞，使局部组织坏死，利于细菌生长和感染的发生。临床上骨髓炎的发生常和外伤(扭伤、挫伤等)有关，局部损伤常为诱因，有利于细菌生长。

3.常见的发病情况

血源性骨髓炎常见的发病情况有：①多发于营养不良，发烧初愈的儿童；②常有病灶如疖、痈、扁桃腺炎等；③骨髓炎常起于长骨干骺端；④男孩发病较多。

三、疾病病因

1.急性化脓性骨髓炎

急性化脓性骨髓炎是化脓性骨髓炎的延续，往往全身症状大多消失，只有在局部引流不畅时，才有全身症状表现，一般症状限于局部，往往顽固难治，甚至数年或十数年仍不能痊愈。对大多数病案，通过妥善的计划治疗，短期内可以治愈。

2.慢性骨髓炎

在急性期中，经过及时、积极的治疗，多数病例可获得治愈，但仍有不少病人发生慢性骨髓炎。形成慢性骨髓炎常见的原因如下：

(1)在急性期未能及时和适当治疗，有大量死骨形成。

(2)有死骨或弹片等异物和无效腔的存在。

(3)局部广泛疤痕组织及窦道形成，循环不佳，利于细菌生长，而抗菌药物又不能达到。

毒力基因的调控金葡菌的毒力基因调控极为复杂，受多种环境因素和细菌产物的影响。研究较多的是 agr 基因和 sar 基因，这两个基因可以上调细菌分泌蛋白的表达，减少细胞壁相关蛋白的合成。葡萄球菌的耐药性：葡萄球菌是耐药性最强的病原菌之一，该属细菌具备几乎所有目前所知的耐药机制，可对除万古霉素和去甲万古霉素以外的所有抗菌药物发生耐药。

四、诊断检查

1.病史

注意有无创伤史及身体其他部位感染如疖肿、扁桃体炎及上呼吸道感染等，有无急性全身症状如畏寒、高热、脉速等。

2.体检

注意有无全身中毒症状，患部有无皮肤发红、肿胀、压痛、关节功能受限等。

3.分层穿刺及X线

如抽刺液作细菌学检查、血液细菌培养及抗生素敏感度测定。同时进行X线摄片检查。

4.鉴别诊断

注意与急性风湿热、类风湿性关节炎、急性软组织感染及急性化脓性关节炎等疾病相鉴别。

5.辅助检查

有条件者可行MRI及ECT检查。X线片上可以看到多量骨密质增生，因X线片表现为大片浓白阴影，难以看出狭窄的骨髓腔与小透亮区。体层摄片与CT检查可以探查出普通X线片难以辨出的小透亮区。根据病史、临床表现和局部检查，配合X线片即可确定诊断。骨髓炎X线片早期变化不明显，晚期下颌支后前位片可见骨皮质不光滑，有小片死骨形成，或骨质增生。

五、治疗方案

(1)全身支持及对症治疗，调节水电解质平衡，补充维生素。中毒症状明显者可给予少量多次输血、降温、止痛等治疗。

(2)急性期主张尽早静脉给予足量抗生素，通常宜用两种或两种以上联合使用，并根据药敏试验进行调整。

(3)用石膏、夹板、皮牵引等行患肢抬高和制动。

(4)应用大剂量抗生素48h后高热仍不退者或骨膜下穿刺有脓时应手术治疗，包括骨膜切开、钻孔或开窗。如已形成骨膜下脓肿，则应早期切开引流，髓腔内放置两根硅胶管进行抗生素溶液灌注冲洗。

六、手术治疗

(一)术前准备

按一般骨科手术前常规处理，但应注意：

(1)详细检查并详阅X线片，明确死骨及无效腔位置，确定手术切口途径等。

(2)术前2～7d开始应用抗生素，用药前应做窦道分泌物细菌培养及抗生素敏感度测定。

(3)创伤所致的骨髓炎，手术前应预防破伤风。

(4)必要时准备输血。

(二)手术方法

1.病灶清除术

为治疗慢性骨髓炎的基本方法。

(1)切口长度应以能完全显露死骨及感染骨为度。注意切勿损伤主要神经及血管。

(2)骨膜切开及剥离范围应按病骨及死骨大小和多少而定，不可剥离过多。

(3)彻底切除坏死组织、肉芽组织、窦道及瘢痕组织，摘除所有死骨，引流不畅的无效腔应予打开，但不可过多切除正常骨质。

(4)如手术未遗留较大或较深的无效腔,软组织条件好,可行一期缝合,并在髓腔内上下各放一根有侧孔的塑料管,分别作为冲洗和负压吸引用,术后用生理盐水或抗生素溶液冲洗7～10d,先后拔除冲洗管和引流管。如清除后有较大或较深的无效腔遗留或软组织无法修补者,尚应同时进行消灭无效腔或修复创面的手术,才能收到较好的效果。

2.肌瓣或肌皮瓣填塞术

适用于病灶清除后残留较大无效腔者。应尽量选择邻近肌肉,但应避免采用肢体的主要屈伸肌,所用肌瓣不应过长,张力不宜过大。邻近无肌瓣可取时,可行吻合血管的游离肌瓣或肌皮瓣移植。

3.松质骨填塞术

在彻底清除病灶后,用髂骨片或其他松质骨填充无效腔。此法易招致感染而失败,须慎重采用。一般多使用于局限性骨脓肿病灶清除后,或在病灶清除后局部骨质缺损多不植骨难以支持体重时。

4.含抗生素骨水泥充填术

清除病灶后将含抗生素的骨水泥珠充填,水泥珠可逐个拔出,也可在数月后一并取出后再进行植骨。

5.病骨切除术

身体某些部位(如腓骨中上部、髂骨翼、肋骨、尺骨远端等)的慢性骨髓炎,可将病变部分完全切除。

6.截肢术

创面经久不愈,肢体产生严重畸形、已发生癌变、肢体功能已大部丧失者可考虑作截肢术。

七、用药安全

对急性骨髓炎的预防首先应增加机体抵抗力,防止机体受到细菌侵袭。良好的个人卫生习惯,加强营养,增强对疾病的认识能力。诸如疖、痈、急性扁桃腺炎已经发生,就应及早治疗,阻断细菌进入血液循环。

八、预后预防

1.预防注意

积极控制身体其他部位的感染。对急性骨髓炎的预防首先应增加机体抵抗力,防止机体受到细菌侵袭。良好的个人卫生习惯,加强营养,增强对疾病的认识能力。诸如疖、痈、急性扁桃腺炎已经发生,就应及早治疗,阻断细菌进入血液循环。

2.药物预防

(1)外敷药物用金黄膏或露王膏外敷;也可用太乙膏掺红灵丹外贴。

(2)西药用红霉素软膏外涂。

(3)内服药则清火解毒利湿,用黄连解毒汤加减。以防止细菌的扩散。西药选用青霉素、红霉素、吉他霉素等。

(4)急性骨髓炎治疗不当,多发展为经久不愈的慢性骨髓炎。在急性期要适当治疗。

(5)改善全身情况,控制感染与手术处理。由于重病长期卧床,尤其在血源性急性发作后。

(6)除用抗菌药物控制感染外,应增进营养,必要时输血,手术引流及其他治疗。

第二节　急性化脓性关节炎

化脓性关节炎是指关节部位受化脓性细菌引起的感染。常见的病原菌占85%以上是金黄色葡萄球菌。感染途径多数为血源性传播、少数为感染直接蔓延。本病常见于10岁左右儿童。最常发生在髋关节和膝关节。以单发关节为主。髋关节由于部位深的关系、或因全身其他部位感染症状所掩盖、而被漏诊或延误诊断,使关节丧失功能常有发生。所以该病治疗效果强调早诊断,早治疗是确保关节功能不致发生障碍和丧失的关键。

一、概况

急性化脓性关节炎为化脓性细菌引起的关节急性炎症。血源性者在儿童发生较多,受累的多为单一的肢体大关节,如髋关节,膝关节及肘关节等。如为火器损伤,则根据受伤部位而定,一般膝、肘关节发生率较高。

二、疾病描述

(一)病因病理病机

细菌侵入关节的途径可为血源性,外伤性或由邻近的感染病灶蔓延。

细菌侵入关节后,先有滑膜炎,关节渗液,关节有肿胀及疼痛。病情发展后,积液由浆液性转为浆液纤维蛋白性,最后则为脓性。当关节受累后,病变逐渐侵入软骨及骨质,最后发生关节僵硬。关节化脓后,可穿破关节囊及皮肤流出,形成窦道,或蔓延至邻近骨质,引起化脓性骨髓炎。此外,由于关节囊的松弛及肌肉痉挛,亦可引起病理性脱臼,关节呈畸形,丧失功能。

1.病因

50%以上的致病菌为金色葡萄球菌,其次为链球菌、肺炎双球菌、大肠杆菌、流感嗜血杆菌、套气杆菌等。感染途径以血源性感染最多见,另外细菌可由关节腔穿刺、手术、损伤或关节邻近组织的感染直接进入关节。急性化脓性关节炎的致病菌多为葡萄球菌,其次为链球菌。淋病双球菌,肺炎双球菌则很少见。细菌侵入关节的途径可为血源性,外伤性或由邻近的感染病灶蔓延。血源性感染亦可为急性发热的并发症,如麻疹、猩红热、肺炎等,多见于儿童。外伤性引起者,多属开放性损伤,尤其是伤口没有获得适当处理的情况下容易发生。邻近感染病灶如急性化脓性骨髓炎,可直接蔓延至关节。

2.发病机理

细菌侵入关节后,先有滑膜炎,关节渗液,关节有肿胀及疼痛。病情发展后,积液由浆液性转为浆液纤维蛋白性,最后则为脓性。当关节受累后,病变逐渐侵入软骨及骨质,最后发生关节僵硬。关节化脓后,可穿破关节囊及皮肤流出,形成窦道,或蔓延至邻近骨质,引起化脓性骨髓炎。此外,由于关节囊的松弛及肌肉痉挛,亦可引起病理性脱臼,关节呈畸形,丧失功能。根据细菌毒力、机体防御能力及感染的时限,有下述三种不同时期的改变。

(1)浆液性渗出液:滑膜肿胀,充血、白细胞浸润,渗出液增多,关节液呈清晰的浆液状。如病人抵抗力强,细菌毒性小,并得到及时的治疗、渗出液逐渐减少而获痊愈,关节功能可恢复正常。治疗不当,虽有时表现暂时性的好转,而后再复发,或进一步恶化,形成浆液纤维蛋白性或脓性渗出液。

(2)浆液纤维蛋白性渗出液,滑膜炎程度加剧,滑膜不仅充血,且有更明显的炎症,滑膜面上形成若干纤维蛋白,但关节软骨面仍不受累。关节液呈絮状。含有大量粒性白细胞及少量单核细胞,细菌培养多呈阳性。关节周围亦有炎症。在此期虽能得以控制,但容易引起关节粘连,使关节功能有一定程度的损失。

(3)脓性渗出液:是急性关节炎中最严重的类型和阶段。感染很快就波及整个关节及周围组织,关节内有多量脓液。关节囊及滑膜肿胀,肥厚,白细胞浸润,并有局部坏死。关节软骨不久即被溶解,这是由于脓液内有死亡的白细胞所释出的蛋白分解酶的作用,将关节软骨面溶解所致。关节内积脓而压力增加,可以破坏韧带及关节囊引起穿孔,使关节周围软组织发生蜂窝织炎或形成脓肿,甚至穿破皮肤、形成窦道。治疗困难,可经久不愈。即使愈合,关节常发生纤维性成骨性强直。

(二)临床表现

化脓性关节炎急性期主要症状为中毒的表现,患者突有寒战高热,全身症状严重,小儿患者则因高热可引起抽搐。局部有红肿疼痛及明显压痛等急性炎症表现。关节液增加,有波动。病人常将膝关节置于半弯曲位,使关节囊松弛,以减轻张力。长期屈曲,发生关节屈曲挛缩,关节稍动即有疼痛,有保护性肌肉痉挛。

化脓性关节炎急性期主要症状为中毒的表现,患者突有寒战高热,全身症状严重,小儿患者则因高热可引起抽搐。局部有红肿疼痛及明显压痛等急性炎症表现。关节液增加,有波动,这在表浅关节如膝关节更为明显,有髌骨漂浮征。病人常将膝关节置于半弯曲位,使关节囊松弛,以减轻张力。如长期屈曲,必将发生关节屈曲挛缩,关节稍动即有疼痛,有保护性肌肉痉挛。如早期适当治疗,全身症状及局部症状逐渐消失,如关节面未被破坏,可恢复关节全部或部分功能。

(三)诊断检查

诊断主要根据病史,临床症状及体征,在疑有血源性化脓性关节炎病人,应作血液及关节液细菌培养及药物敏感试验。X线检查在早期帮助不大,仅见关节肿胀;稍晚可有骨质脱钙,因软骨及骨质破坏而有关节间隙狭窄,晚期可发生关节骨性或纤维强硬及畸形等,有新骨增生现象,但死骨形成较少。化脓性关节炎应与急性化脓性骨髓炎、风湿性关节炎、结核性关节炎以及类风湿性关节炎相区别。①90%为单关节炎,成人多累及膝关节,儿童多累及髋关节,其次为踝、肘、腕和肩关节,手足小关节罕见。②关节红、肿、热、痛,压痛明显,活动受限。深部关节如髋关节感染时,局部肿胀、疼痛,但红热不明显。③多数病人起病急骤,有畏寒、发热、乏力、纳差等全身中毒症状。④原发感染病的症状和全征,如肺炎、尿道炎、输卵管炎、痈等。

1.检查

诊断主要根据病史,临床症状及体征,在疑有血源性化脓性关节炎病人,应作血液及关节液细菌培养及药物敏感试验。

X线检查在早期帮助不大,仅见关节肿胀;稍晚可有骨质脱钙,因软骨及骨质破坏而有关节间隙狭窄,晚期可发生关节骨性或纤维强硬及畸形等,有新骨增生现象,但死骨形成较少。

(1)实验室检查:①血常规:白细胞总数升高,中性粒细胞增多。②血沉增快。③血培养可阳性。④关节滑液检查:是诊断的关键,宜尽早进行。a.滑液为浆液性或脓性,白细胞总数常大于50×10^9/L,甚至高达$100\times10^9\sim200\times10^9$/L,中性粒细胞大于80%。b.革兰氏染色可找到细菌。细菌培养阳性,如为阴性,应重作并行套氧菌培养,同时作药敏试验。⑤关节镜检查:可直接观察关节腔结构,采取滑液或组织检查。

(2)X线检查:关节周围软组织肿胀影,骨质疏松,以后关节间隙变窄,骨盾破坏,反应发现有质增生。晚期关节呈纤维性或骨性融合,死骨形成,关节脱位或间脱位。X线检查时,在早期由于关节液增加而关节囊肿胀,间隙增宽,骨端逐渐有脱钙现象。如关节面软骨有破坏,则关节间隙变窄。有时可讲发骨骺滑脱或病理性脱位。较晚期,关节面下骨质呈反应性增生,骨质硬化,密度增加。最后关节软骨完全溶解,关节间隙消失,呈骨性或纤维性强直,或饼发病理性脱位。其X线表现为:①早期关节内有化脓性炎症时,关节周围软组织常有充血及水肿,表现为软组织厚于健侧,层次不清。关节囊因关节内积液而膨胀,脂肪层被推移呈弧形。偶尔可见关节间隙轻微增宽,应与健侧对照,才不会漏诊。②关节间隙狭窄化脓性细菌进入关节后首先引起的滑膜炎。渗出液内含有大量中性白细胞。白细胞死亡后所释放出的大量溶蛋白酶、很快地溶解关节软骨。根据关节软骨被破坏的程度,常于发病后短期内出现关节间隙狭窄,甚至完全消失。③关节面改变关节软骨被破坏后,即可进一步破坏软骨下骨质。最早出现在关节面的相互接触部分,即负重部分。表现为关节面模糊和不规则。继而形成较大的破坏区,形成死骨。由于机体的修复作用,破坏区周围因骨质增生而密度增大,关节边缘有唇样骨质增生。当骨小梁贯穿关节间隙以连接两侧骨关节面时称之骨性强直。④关节软骨及骨质破坏严重时可引起脱位或半脱位一般青少年和成人,常因关节软骨破坏形成骨性强宜,而儿童多发生骨端的破坏,吸收,引起病理性脱位。

(四)鉴别诊断

1.诊断依据

全身感染中毒症状、关节局部红肿、疼痛、关节被动活动障碍或功能障碍。白细胞总数与中性白细胞数增高、血培养阳性、关节液细菌培养。

2.诊断要点

(1)询问身体有无感染灶及外伤史。

(2)全身表现有起病急、食欲差、全身不适、畏寒及高热等。

(3)局部表现有关节疼痛、肿胀、积液、皮肤温度增高、关节拒动及呈半屈曲位。可发生理性脱位。

(4)关节穿刺液呈混浊样或脓性。应送常规检查,革兰氏染色查细菌、细菌培养及药物敏感验。

(5)白细胞总数及中性粒细胞数明显增加、血沉增快,血培养可阳性。

(6)X线摄片早期关节间隙变宽,较晚期间隙变窄,晚期关节破坏,关节间隙消失等表现,早期应与对侧。关节对比。

(7)有条件者,早期可行ECT检查。

三、疾病治疗

治疗原则是早期诊断,及时正确处理,以保全生命与肢体,尽量保持关节功能。

全身治疗与急性化脓性骨髓炎同,如为火器伤,应做好初期外科处理,预防关节感染。

1.治疗原则

(1)早期大量应用有效抗生素治疗(可以药敏试验选择为主)。

(2)全身支持疗法:补充营养、输液、输血等。

(3)局部制动和固定。

(4)关节内注入抗生素疗法。

(5)关节切开引流手术。

(6)晚期关节功能恢复治疗与关节功能畸形矫正手术治疗。

2.一般治疗

(1)补液,纠正水、电解质紊乱,必要时少量多次输新鲜血。增加高蛋白质、高维生素饮食。高热时行物理降温。

(2)抬高患肢与制动,以减小关节面压力,解除肌肉痉挛、减轻疼痛。常采用皮肤牵引或石膏托板将患肢固定于功能位。

(3)急性炎症消退后 2～3 周,应鼓励病人加强功能锻炼。可配合理疗。

(4)关节引流:可减少关节腔的压力和破坏,减轻毒血症反应。

3.药物治疗

(1)使用有效抗生素,根据治疗效果及细菌培养和药物敏感试验结果高整抗生素。应尽早足量、长期应用对致病菌敏感的抗生素。急性期,需静脉给药,感染控制后,改为口服,至少用至体温下降,症状消失后 2 周。

(2)关节穿刺抽液、冲洗、注入有效抗生素,一般 1～2 天穿一次,至关节无渗液为止。

4.手术治疗

全身治疗与急性化脓性骨髓炎同,如为火器伤,应做好初期外科处理,预防关节感染。

局部治疗包括关节穿刺,患肢固定及手术切开引流等。如为闭合性者,应尽量抽出关节液如为渗出液,或混浊液,即用温热盐水冲洗清亮后,再注入抗生素,每日进行一次。如为脓汁或伤后感染,应及早切开引流,将滑膜缝于皮肤边缘,关节腔内不放引流物,伤口亦可用抗菌药物滴注引流法处理,或局部湿敷,尽快控制感染。

患肢应予适当固定或牵引,以减轻疼痛,避免感染扩散,并保持功能位置。防止挛缩畸形,或纠正已有的畸形,一旦急性炎症消退或伤口愈合,即开始关节的自动及轻度的被动活动,以恢复关节的活动度。但亦不可活动过早或过多,以免症状复发。

(1)经全身及关节穿刺冲洗治疗效果不好,或髋关节化脓性炎症一旦确诊,应立即切开引流、冲洗,以免关节破坏,或向周围扩散造成骨髓炎。

(2)当关节强直于非功能位或有陈旧性病理性脱位影响功能时,应行矫形术。如截骨、关节融合及关节成形术等。

5.用药原则

(1)早期以大剂量联合应用抗生素二种以上,以静滴为主。

(2)可根据脓液药敏试验结果选择二种以上抗生素。

(3)关节内注射以青、链、庆大霉素为主,剂量适当减少。

(4)晚期重症者、及并发脓毒败血症和其他并发症者,除静滴大剂量抗生素外,应注意支持疗法、电解质平衡、纠正贫血等辅助治疗。

(5)后期及晚期功能畸形者,术前、术中、术后抗感染治疗。

第六章　血管急重症

第一节　急性动脉栓塞

急性动脉栓塞是指来自心脏、近端动脉壁，或者其他来源的栓子随动脉血流冲入并栓塞远端直径较小的分支动脉，继而引起此动脉供血脏器或肢体的缺血坏死，多见于下肢，严重者将最终导致截肢。

一、病因

造成动脉急性栓塞的栓子根据来源分为以下几种。

1.心源性栓子

约 90%的栓子来源于心脏，心房颤动与栓塞关系密切，房颤造成的栓塞，大部分来源于左心房附壁血栓。

2.非心源性栓子

血管源性，比如动脉瘤或人工血管腔内的血栓脱落、动脉粥样硬化斑块、胆固醇栓子。

3.来源不明的栓子

二、临床表现

急性动脉栓塞的典型表现包括“5P”征，即疼痛、麻木、运动障碍、无脉和苍白。

1.疼痛

急性动脉栓塞的患者大多主诉患肢剧烈疼痛，疼痛部位主要取决于栓塞的部位，一般是急性动脉栓塞以远平面的患肢疼痛，活动时疼痛加剧。随着继发性血栓的形成及延伸，疼痛平面可向近端发展。

2.麻木、运动障碍

由于神经组织对缺血相当敏感，因而在急性动脉栓塞早期，即出现患肢感觉及运动障碍。表现为患肢远端存在袜套形感觉丧失区，其近端有感觉减退区，再近端可有感觉过敏区，感觉减退区平面低于动脉栓塞平面。此外，患肢有肌力减退、麻痹及不同程度的手足下垂，当最终出现肌肉坏死而表现运动功能完全丧失时，提示患肢即将出现不可逆转的改变。

3.苍白、厥冷

可见苍白皮肤间散在的青紫斑块。肢体严重缺血，因此皮肤厥冷，肢端尤为明显。需要指出的是通常患肢皮色、皮温发生变化的平面要比栓塞部位低一掌宽至两个关节平面。

4.动脉搏动减弱或消失

栓塞及动脉痉挛，导致栓塞平面远侧的动脉搏动明显减弱或消失。

三、检查

1.彩色多普勒超声检查

了解栓塞部位，下游动脉通畅情况。

2.节段性测压

对肢体动脉进行多普勒测压，客观了解肢体血供情况。

3.CTA、MRA

了解栓塞部位、栓子形态，下游远侧动脉是否通畅、侧支循环情况。

4.动脉造影

诊断的金标准，但属于有创检查。一般不作为首选。

四、诊断

急性动脉栓塞具有显著的症状及体征，有房颤史、近期发生心梗或上述发病原因者，突然出现“5P”征象，辅助检查 CTA 表现，比较容易做出临床诊断。

五、鉴别诊断

1.急性动脉血栓形成

常在动脉硬化性闭塞的基础上发生。具有与急性动脉栓塞相似的“5P”征，但由于有慢性缺血伴侧支循环建立，因而患肢坏死率较低。本病病史中有动脉硬化性闭塞的慢性缺血表现，如间歇性跛行、静息痛等。

2.主动脉夹层

也可引起急性下肢缺血，但常伴有胸痛或后背痛，有高血压或 Marfan 综合征病史。

3.股青肿

急性下肢深静脉血栓形成合并压迫动脉或者动脉痉挛时也会出现与急性动脉栓塞相似的患肢剧痛、发冷、苍白、肢体远端动脉搏动减弱消失等症状体征，但患肢缺血多在 12～24h 后改善。本病还有急性动脉栓塞所缺乏的患肢肿胀、浅静脉曲张等体征。

4.动脉痉挛

因手术刺激、外伤引起，扩血管药物治疗有效。

5.其他

需要鉴别的疾病还有腘动脉受压综合征、动脉外压性病变、肢体动脉外伤等。

六、治疗

1.非手术治疗

主要适用于早期，肢体功能障碍较轻，栓塞不完全的患者，或者作为手术的辅助治疗。

由于急性动脉栓塞基础上可继发血栓形成，因此可以使用肝素、华法林等药物抗凝治疗，防止血栓形成加重病情。抗血小板治疗抑制血小板黏附、聚集和释放反应。解除血管痉挛治疗，积极处理原发病如房颤、心梗等。肌肾代谢综合征治疗，高血钾、酸中毒、肌红蛋白尿以及少尿、无尿，必须及时处理，否则会出现不可逆肾功能损坏。

2.手术治疗

是治疗急性动脉栓塞的主要手段。肢体缺血坏死的时间一般在 4～8 小时，因而手术时间越早越好。否则截肢率随着动脉栓塞时间的延长而上升。

(1)手术取栓是治疗下肢动脉栓塞的重要方法,取栓应争取在6小时内进行,一般不超过12小时。应为首选。

(2)溶栓治疗目前,介入下动脉导管溶栓是溶栓治疗的主要手段,栓塞发生14d内,行导管溶栓是有效的。相对于手术治疗好处在于可以溶解细小动脉内血栓、逐渐开放侧支减少缺血再灌注损伤、创伤小。

七、预后

预后与患者就诊及时程度有关,也与栓塞部位相关。

第二节　深静脉血栓

深静脉血栓是指血液非正常地在深静脉内凝结,属于下肢静脉回流障碍性疾病。血栓形成大都发生于制动状态(尤其是骨科大手术)。致病因素有血流缓慢、静脉壁损伤和高凝状态三大因素。血栓形成后,除少数能自行消融或局限于发生部位外,大部分会扩散至整个肢体的深静脉主干,若不能及时诊断和处理,多数会演变为血栓形成后遗症,长时间影响患者的生活质量;还有一些病人可能并发肺栓塞,造成极为严重的后果。

一、深静脉血栓

有的骨科病人手术做得很成功,但是术后几天一下床,竟突然死亡。原来,患者在骨科术后发生了深静脉血栓,因血栓脱落导致肺栓塞而殒命。一旦发生,无特效治疗。

所谓下肢深静脉血栓形成,英文名为DVT,是指静脉管腔内由于各种原因形成血凝块。

深静脉血栓及后遗症属于血管外科诊疗范围。

二、脉血栓形成(DVT)

在临床上,只有10%～17%的DVT患者有明显的症状。包括下肢肿胀,局部深处触痛和足背屈性疼痛。DVT发展最严重的临床特征和体征即是肺栓塞,死亡率高达9%～50%,绝大多数死亡病例是在几分钟到几小时内死亡的。有症状和体征的DVT多见于术后、外伤、晚期癌症、昏迷和长期卧床的病人。对付DVT重在预防。应对所有下肢大型手术病人进行一级预防.对急性下肢静脉血栓形成的预防措施包括:避免术后在小腿下垫枕,影响小腿深静脉回流;鼓励病人的足和趾经常主动活动,并嘱其多作深呼吸及咳嗽动作;让病人尽早下床活动,必要时穿着医用弹力袜。对术后的年老或心脏病患者要更加重视。

三、下肢深静脉血栓形成表现及症状

所谓下肢深静脉血栓形成,英文名为DVT是指静脉管腔内由于各种原因形成血凝块。下肢深静脉血栓形成的典型临床表现往往是单侧下肢(左下肢多见)出现肿胀、疼痛。但是血栓形成早期可以没有明显症状,这是静脉血栓容易被忽略的原因之一。

四、下肢深静脉血栓的早期诊断及重要性

下肢深静脉血拴在欧美国家称为DVT,在60年代就开始引起重视。很多普通老百姓也

知道一些关于DVT的知识。我国真正重视DVT还是在近几年的事情，目前国内对于深静脉血栓的规范治疗做得比较优秀的是上海同济大学附属东方医院，他们的血管外科带头人Smile(张强)医生是最早开始重视这种病症的几个专家之一。过去由于信息的闭塞和医疗界的一些错误认识，下肢深静脉血栓被漏诊、误诊的比例很高。每个医疗机构对下肢深静脉血栓的认识水平不同、理念上的差异，造成治疗方案的不同。

首先是在发病时间的判断上。由于静脉系统存在大量的侧支循环，早期的血栓形成并不会妨碍静脉血的顺利回流。只有血栓蔓延到一定长度，堵塞侧支循环近远端开口的时候，才在临床上表现出下肢肿胀。所以说，一般临床上出现下肢肿胀才得到诊断的病例，往往发病时间已经超过数天。

1.发病时间的判断对治疗方案的指导意义

静脉血栓就像水泥，及早可以冲洗掉，但是一旦结成凝块就无法溶解。这个比喻虽然不甚恰当，但是静脉血拴在形成数十小时之后就开始部分机化却是事实。机化的静脉血栓就很难用溶栓的方法去解决。手术取栓也很不适合，由于机化的血栓紧粘在静脉管壁上，强行取栓会导致静脉壁损伤造成更大范围的血栓形成。因此，早期诊断非常重要。

2.如何早期诊断下肢深静脉血栓

虽然早期深静脉血栓形成没有明显的症状，但是对于有经验的医生来说，还是可以通过仔细的体检发现一些蛛丝马迹的。比如，挤压小腿肚子时深部出现疼痛往往提示小腿静脉血栓形成(医学上称为Homan征)。这是因为静脉血栓形成时周围组织无菌性炎症的缘故，同样道理，大腿根部压痛往往提示股静脉血栓形成。当然，一旦有怀疑深静脉血栓，就尽早检测血液D2聚体，B超探测深静脉以明确诊断。这样，大部分的深静脉血栓病例就可以得到早期诊断。

五、下肢深静脉血栓的治疗方法及适用情况

1.溶栓

关于溶栓的问题，一直在医学界存有争议。在我国，许多人听到“溶栓”这个很有诱惑的字眼，就抱有很大的期望。其实，“溶栓”两字更多的是指药物的机理而非必然的治疗结果。最新的国际ACCP血栓治疗指南里并没有推荐溶栓为下肢深静脉血栓的首选治疗，其原因有三：一是静脉血栓的临床表现滞后，溶栓药物对机化的血栓无效；二是溶栓药物的出血风险很大，尤其是高龄病人可能发生致命性脑出血；三是大量对比研究表明溶栓的治疗效果并不优于抗凝治疗。当然，随着介入技术的发展，置管溶栓的开展是否可以减少并发症、提高治疗效果，还在进一步的经验积累中。目前的临床结果来看，还是比较乐观。但要严格掌握指证。

2.抗凝

只要病人没有出血倾向或凝血功能方面的问题，一般首选抗凝治疗。抗凝治疗的作用在于防止血栓继续蔓延或形成新的血栓，给侧支循环的开放缓解症状争取条件。

3.深静脉血栓的规范治疗

抗凝治疗作为下肢深静脉血栓的首选方案，其应用的技巧不同也会造成结果不同。规范的抗凝治疗有以下几个要点：

(1)低分子肝素皮下注射先于华法林口服。华法林起效比较慢，用药早期可以诱导血栓形

成。因此,一定要使用低分子肝素作为启动抗凝方案。

(2)等华法林起效并相对稳定时再停用低分子肝素皮下注射。

(3)调整华法林的剂量要以参考 INR 指标,以 TNR 维持在 2.0～3.0 为最佳。

(4)抗凝治疗的时间在 3～6 个月。

(5)每次调整华法林剂量后第三天再复查 INR。剂量调整以每次 1/4 片为妥,避免大减大增。

(6)影响华法林的因素较多,个体差异大,尽量至少每两周检查 INR。

(7)使用华法林的品牌不要轻易更变。因为每家产品的药效不同。

(8)使用肝素后要检查血小板,预防肝素诱导的血小板减少症(又称 HIT)。

4.不规范的深静脉血栓治疗的后果

不规范治疗往往有以下几个方面:

(1)以辅助的药物治疗替代抗凝药物。这种情况容易导致新鲜血栓形成,肺栓塞的概率大大增加。

(2)抗凝药物剂量和时间不足,导致效果不佳或是遗留下肢静脉血栓后遗症。

(3)抗凝药物剂量过大,或是过度采用溶栓药物,造成出血。

5.有出血倾向的病人可选择的治疗方式

病人近期有手术史、脑血管意外以及有凝血功能不良的病人,不应该使用或慎重使用抗凝治疗。这类病人如果有肺栓塞风险,应该植入腔静脉滤器。

六、静脉血栓栓塞症的预防和保健

静脉血栓栓塞症(VTE)是一种严重的威胁生命的疾病。临床包括深静脉血栓和肺血栓栓塞症。肺血栓栓塞症系指来自静脉系统或右心的血栓阻塞肺动脉或其分支所致的疾病,即通常所称肺栓塞。二者是同一疾病病程的两个不同阶段。在美国等西方国家,VTE 的发病率在心血管疾病中居第 3 位。有数据显示,10%的医院死亡是由 VTE 导致的。在欧洲,每年有超过 50 万人死于 VTE,这个数量超过了 AIDS、前列腺癌、乳腺癌和高速公路意外事故导致死亡人数的总和。

在第 19 届长城国际心脏病学会议上,胡大一教授称,VTE 不仅在西方国家多见,而且在中国及亚洲国家也很常见。相当数量的 VTE 高危患者由于没有采取恰当的预防措施,在出院后发展成为 VTE,严重时发生猝死。

在第一次患 VTE 的患者中,50%～75%存在明确的危险因素。VTE 的危险因素包括:手术、创伤、卧床、肿瘤治疗(激素、化疗或放疗)、高龄、心脏或呼吸衰竭、肾病综合征、肥胖、吸烟、静脉曲张、遗传性或获得性血栓形成倾向等,这些危险因素通常合并存在。

事实上,VTE 是可预防的。经过预防,其发病率会大大降低。常见的预防措施比如:在骨科,胸科大手术前常规给予小剂量抗凝药物;大手术术后患者及时翻身拍背,按摩下肢,小手术患者应当及早下床活动,如遇到突发的单侧肢体肿胀应当及时到医院就诊等等。事实上向群众以及基层医务人员普及血栓病的相关知识也是至关重要的。

七、深静脉血栓的护理

(1)急性期嘱患者卧床休息,并抬高患肢 15°～30°,以利于下肢静脉回流,减轻水肿。

(2)尽可能采用患肢远端浅静脉给药,使药物直接达到血栓部位,增加局部的药物浓度(一般患肢只作为溶栓药物给药途径,不做其他药物输入)。

(3)严禁按摩、推拿患肢,保持大便通畅,避免用力大便,以免造成腹压突然增高致血栓脱落。

(4)避免碰撞患肢,翻身时动作不宜过大。

(5)给予高维生素、高蛋白、低脂饮食,忌食辛甘肥厚之品,以免增加血液黏度,加重病情。

(6)每班测量大腿周径,密切观察患肢周径及皮肤颜色、温度变化。

(7)预防并发症:加强口腔皮肤护理,多漱口、多饮水,大便干结者可用开塞露通便,定时翻身,更换体位,防止褥疮发生。

(8)下肢深静脉血栓最严重并发症为肺栓塞,致死率达70%,应密切观察患者有无胸闷、胸痛及呼吸困难、窒息感、咳嗽、咯血,一旦出现上述情况,应立即通知医生。

八、深静脉血栓后遗症的规范治疗

目前医学上还没有彻底治愈下肢深静脉血栓后遗症的手段。药物溶栓和介入治疗对下肢深静脉血栓后遗症没有意义。介入支架治疗的效果差,通畅率低。手术架桥或转流的效果同样很差,且存在手术风险。中医中药治疗仍缺乏循证医学的支持。

因此,治疗的目的主要是控制或缓解下肢静脉血栓后遗症的症状、促进深静脉管腔再通。

下肢深静脉血栓后再通后是否可以手术治疗。

如果B超复查发现下肢深静脉已经完全再通,这时还必须做CT了解髂静脉通畅情况。如果髂静脉也排除闭塞狭窄,病人又有小腿溃疡的情况下,则可以做下肢浅静脉和交通支离断手术。仅仅存在下肢水肿或小腿色素沉着的情况,一般采用保守治疗。

严格意义来讲,医学上还没有治疗深静脉血栓后遗症的有效药物。但是,在采用压力治疗的同时,辅助用些药,可以增加治疗的效果。一般临床采用的药物有:爱脉朗、消脱止、迈之灵、中医中药等。其中以爱脉朗效果最好,服用最方便,价格最为便宜,为国际临床指南推荐用药。但是,单纯用药物的治疗效果并不好,一定要配合压力治疗。

第三节　肺动脉栓塞

肺动脉栓塞(PE)的定义是内源性或外源性栓子堵塞肺动脉或其分支引起肺循环障碍的临床和病理生理综合征。其中最主要、最常见的种类为肺动脉血栓栓塞(PTE),还包括其他以肺血栓性栓子栓塞为病因的类型,如脂肪栓塞、羊水栓塞、空气栓塞、异物栓塞和肿瘤栓塞。肺动脉栓塞后发生肺出血或坏死者称肺梗死。起源于肺动脉原位者称肺动脉血栓形成。

一、病因

(一)血栓形成

肺栓塞常是静脉血栓形成的并发症。栓子通常来源于下肢和骨盆的深静脉,通过循环到肺动脉引起栓塞。但很少来源于上肢、头和颈部静脉。血流淤滞,血液凝固性增高和静脉内皮损伤是血栓形成的促进因素。因此,创伤、长期卧床、静脉曲张、静脉插管、盆腔和髋部手术、肥胖、糖尿病、避孕药或其他原因的凝血机制亢进等，容易诱发静脉血栓形成。早期血栓松脆，加上纤溶系统的作用，故在血栓形成的最初数天发生肺栓塞的危险性最高。

近代概念提出了肺动脉血栓栓塞的三要素：①血流停滞；②血液高凝状态；③血管壁损伤。

（二）心脏病

为我国肺栓塞的最常见原因，占40%。几遍及各类心脏病，合并房颤、心力衰竭和亚急性细菌性心内膜炎者发病率较高。以右心腔血栓最多见，少数亦源于静脉系统。细菌性栓子除见于亚急性细菌性心内膜炎外，亦可由于起搏器感染引起。前者感染性栓子主要来自三尖瓣，偶尔先心患者二尖瓣赘生物可自左心经缺损分流进入右心而到达肺动脉。

（三）肿瘤

在我国为第二位原因，占35%，远较国外6%为高。以肺癌、消化系统肿瘤、绒癌、白血病等较常见。恶性肿瘤并发肺栓塞仅约1/3为瘤栓，其余均为血栓。据推测肿瘤患者血液中可能存在凝血激酶以及其他能激活凝血系统的物质如组蛋白、组织蛋白酶和蛋白水解酶等，故肿瘤患者肺栓塞发生率高，甚至可以是其首现症状。

（四）妊娠和分娩

肺栓塞在孕妇数倍于年龄配对的非孕妇，产后和剖宫产术后发生率最高。妊娠时腹腔内压增加和激素松弛血管平滑肌及盆静脉受压可引起静脉血流缓慢，改变血液流变学特性，加重静脉血栓形成。此外伴凝血因子和血小板增加，血浆素原-血浆素蛋白溶解系统活性降低。但这些改变与无血栓栓塞的孕妇相比并无绝对差异。羊水栓塞也是分娩期的严重并发症。

（五）其他

其他少见的病因有长骨骨折致脂肪栓塞，意外事故和减压病造成空气栓塞，寄生虫和异物栓塞。没有明显的促发因素时，还应考虑到遗传性抗凝因素减少或纤维蛋白溶酶原激活抑制剂的增加。

综上所述，肺动脉栓塞的危险因素如下：

(1)继发性因素：静脉炎，下肢静脉曲张，制动/长期卧床，创伤或骨折(尤其是髋骨骨折、脊髓损伤)，手术后(尤其是胸腹盆腔、下肢骨科手术)，植入人工假体(人工髋关节置换、人工膝关节置换)，恶性肿瘤，口服避孕药，血液黏滞度增高，吸烟，糖尿病，高血压，冠心病，COPD，脑卒中，肾病综合征，中心静脉插管，AMI，高龄，肥胖，心力衰竭，Crohn病，真红，肺间质纤维化，原发肺动脉高压等。

(2)原发性因素：多40岁以下，无明显诱因或反复出现静脉血栓栓塞症，有家族倾向者。如抗心脂抗体综合征，V因子Leuden突变，蛋白S缺乏，蛋白C缺乏，抗凝血酶缺乏，先天性异常纤维蛋白原血症等。

二、临床表现

肺栓塞的临床表现多种多样实际是一较广的临床谱。临床所见主要决定于血管堵塞的多少、发生速度和心肺的基础状态，轻者仅累及2～3个肺段，可无任何症状；重者15～16个肺段，可发生休克或猝死。基本有四个临床症候群：①急性肺心病：突然呼吸困难、濒死感、发绀、右心衰竭、低血压、肢端湿冷，见于突然栓塞二个肺叶以上的患者；②肺梗死：突然呼吸困难、胸痛、咯血及胸膜摩擦音或胸腔积液；③“不能解释的呼吸困难”：栓塞面积相对较小，是提示无效腔增加的唯一症状;④慢性反复性肺血栓栓塞:起病缓慢,发现较晚,主要表现为重症肺动脉高压和右心功能不全,是临床进行性的一个类型。另外也有少见的矛盾性栓塞和非血栓性肺栓塞。前者多系与肺栓塞同时存在的脑卒中,由肺动脉高压卵圆孔开放,静脉栓子达到体循环系统引起;后者可能是由长骨骨折引起的脂肪栓塞综合征,或与中心静脉导管有关的空气栓塞。

肺栓塞的常见症状:无论是症状或体征对急性或慢性肺血栓栓塞的诊断都是非特异的和不敏感的。

(1)呼吸困难:是肺栓塞最常见的症状,占84%～90%,尤以活动后明显,常于大便后,上楼梯时出现,静息时缓解。有时患者自诉活动"憋闷",需与劳力性"心绞痛"相区别,这常是正确诊断或误诊的起点,应特别认真询问。呼吸困难可能与呼吸、循环功能失调有关。呼吸困难(气短)有时很快消失,数天或数月后可重复发生,系肺栓塞复发所致,应予重视。呼吸困难可轻可重,特别要重视轻度呼吸困难者。

(2)胸痛:约占70%,突然发生,多与呼吸有关,咳嗽时加重,呈胸膜性疼痛者约占66%,通常为位于周边的较小栓子,累及到胸膜。胸膜性胸痛的原因尚有争论,但迄今仍认为这种性质的胸痛发作,不管是否合并咯血均提示可能有肺梗死存在。较大的栓子可引起剧烈的挤压痛,位于胸骨后,难以耐受,向肩和胸部放射,酷似心绞痛发作,约占4%,可能与冠状动脉痉挛、心肌缺血有关。胸痛除需与冠心病心绞痛鉴别外,也需与夹层动脉瘤相鉴别。

(3)咯血:是提示肺梗死的症状,多在梗死后24h内发生,量不多,鲜红色,数天后可变成暗红色,发生率约占30%。慢性栓塞性肺动脉高压的咯血多来自支气管黏膜下支气管动脉系统代偿性扩张破裂的出血。

(4)惊恐:发生率约为55%,原因不清,可能与胸痛或低氧血症有关。忧虑和呼吸困难不要轻易诊断为癔症或高通气综合征。

(5)咳嗽:约占37%,多为干咳,或有少量白痰,也可伴有喘息,发生率约9%。

(6)晕厥:约占13%,较小的肺栓塞虽也可因一时性脑循环障碍引起头晕,但晕厥的最主要原因是由大块肺栓塞(堵塞血管在50%以上)所引起的脑供血不足。这也可能是慢性栓塞性肺动脉高压唯一或最早的症状,应引起重视,多数伴有低血压,右心衰竭和低氧血症。

(7)腹痛:肺栓塞有时有腹痛发作,可能与膈肌受刺激或肠缺血有关。

虽90%以上的肺栓塞患者可能有呼吸困难,但典型的肺梗死胸膜性疼痛、呼吸困难和咯血者"肺梗死三联征"仅占患者的不足1/3。

肺动脉栓塞的体征:肺栓塞的体征无特异性。除心肺体征外,特别需注意检查颈静脉和下肢静脉。

1.一般情况

(1)体温:可以正常,也可升高,多在38.5℃以下;也可高达39.5℃以上,系急性血栓性静脉炎引起。

(2)呼吸急促,(R>20次/分)即有诊断意义,也是病情变化的重要指标。

(3)脉搏加快,通常>90次/分。

(4)血压下降,通常提示为大块肺栓塞。

(5)发绀,不多见,如出现提示病情严重,常为急性肺源性心脏病。

2.肺脏

可无任何异常体征。如一侧肺栓塞范围较大,肺容积可缩小,气管移向患侧,膈肌抬高。肺可有干、湿啰音、胸膜摩擦音及胸腔积液体征,约26%可听到肺血管杂音,随吸气增强。

3.心脏

可出现肺动脉高压和右心衰竭的系列体征,急性肺栓塞可听到心包摩擦音。重症慢性栓塞性肺动脉高压可并发心包积液。

4.颈静脉

颈静脉充盈和异常搏动,结合病情对重症患者诊断和鉴别诊断颇有意义。

三、辅助检查

1.心电图

70%以上的PE患者表现为心电图异常,但无特异性。多在发病后即刻出现,并呈动态变化。约50%的患者表现为V1～V4的ST-T改变,其他有右束支传导阻滞、肺性P波、电轴右偏、顺钟向转位等,经典的SⅠQⅢTⅢ仅在10%的急性PE中出现。心电图无异常仅说明PE可能性小,但不能除外PE。

2.动脉血气

肺血管床堵塞15%～20%即可出现氧分压下降,常表现为低氧血症、低碳酸血症、肺泡-动脉血氧分压差增大,但这些改变在其他心肺疾病中亦可见到。10%～15%的PE患者这些指标可正常,故动脉血气改变对PE的诊断仅具有参考价值。

3.胸部X线平片

PE多在发病后12～36小时或数天内出现X线改变。PE诊断的前瞻性研究(PIOPED)资料显示,80%PE患者胸片有异常,其中65%表现为肺实变或肺不张,48%表现为胸膜渗出。也可出现区域性肺血减少、中心肺动脉突出、右下肺动脉干增宽伴截断征、肺动脉段膨隆及右心室扩大征、患侧横膈抬高等。最典型的征象为横膈上方外周楔形致密影(Hampton征),但较少见。尽管这些改变不能作为PE的诊断标准。但仍有助于与PE症状相似的其他心肺疾病的鉴别诊断。

4.D-二聚体(D-dimer,D-D)

检测D-D检测作为PE的首选筛选试验已得到公认。目前检测D-D方法主要有乳胶凝集法和酶联免疫吸附法(ELISA)多数学者认为ELISA法的敏感性、特异性均优于乳胶凝集法。欧洲和我国急性PE诊断与治疗指南均使用ELISA法来检测血浆中D-D。以ELISA法测定值>500μg/L为阳性结果。对急性PE的敏感性达92%～100%,但特异性低,仅为40%～43%。肿瘤、创伤、感染、心脑血管病及年龄等诸多因素均可使D-D升高。文献报道D-D升高的特异性在30～39岁年龄段为72%,而在80岁以上年龄段特异性降至9%。所以,D-D>500μg/L对PE的阳性预计值较低,不能用来诊断PE。血浆D-D阴性结果,可基本除外PE。

5.超声心动图(UCG)

UCG能发现PE引起的右心改变,在提示诊断和排除其他心血管病方面具有重要价值。经胸廓常规超声检查可发现右室壁局部运动幅度降低,右心室和/或右心房扩大。室间隔左移和运动异常,近端肺动脉扩张,三尖瓣返流速度增快等。这些征象仅说明右心室负荷过重,不能作为PE的确定诊断指标,只有在肺动脉近端发现栓子才能确诊PE。近年来研究证明经食管超声(TEE)检查对PE的诊断具有重要价值,认为经食管超声较前者显像清晰.在约80%PE患者中可见到心内或中心肺动脉的栓子以及右室负荷过重的征象。比较TEE和螺旋CT(SCT)诊断PE的敏感性和特异性,发现SCT的敏感性高于TEE(97.5%∶70%),但二者特异性相近(100%∶90%)。

6.深静脉血栓(DVT)

检查PE和DVT是同一疾病的两种表现形式,合称为静脉血栓栓塞征。50%～60%的下肢DVT可发生PE,而尸检资料显示80%～90%PE栓子来源于下肢DVT。因此,在PE的诊断中进行DVT检查非常必要。静脉造影仍为DVT各项检查的金标准,其诊断敏感性和特异性均接近100。其他检查包括超声检查、阻抗体积描记法、放射性核素静脉造影等。超声检查仍是临床最广泛使用的诊断手段。对于有症状的近端DVT,超声诊断的敏感性和特异性分别为95%和98%,但对于胙静脉及无症状DVT,其敏感性和特异性分别为35%和99%。

7.肺通气/灌注(V/Q)显像

V/Q显像诊断PE的标准是肺叶、肺段或多发亚肺段显现灌注缺损。而通气显像正常。PIOPED资料显示,通过V/Q显像与肺动脉造影对照研究,V/Q显像诊断PE敏感性为92%,特异性为87%。为更好解释V/Q显像结果,新近将显像结果分为三类:①高度可能,即灌注显像表现两处及以上灌注缺损,而通气显像正常,此时确诊PE的概率为88%;②正常或接近正常,即肺灌注显像无灌注缺损存在,可以除外PE,此时发生PE的概率仅为0.2%;③非诊断性异常,即V/Q显像灌注缺损与通气缺损并存,其征象介于高度可能与正常之间,包括以往的低度可能与中度可能,约50%的可疑PE患者为该无诊断意义的V/Q显像,此时发生PE的概率为16%～33%,对该部分患者尚需作进一步检查。

8.螺旋CT

螺旋CT可清晰探测到位于肺动脉主干、叶、段肺动脉内的栓子。表现为肺动脉内充盈缺损及血管截断。据此可作出PE诊断。但对于亚段及外周肺动脉的栓子其敏感性有限。螺旋CT诊断PE的总体敏感性为72%,总体特异性为95%;对段以上肺动脉内栓子的诊断敏感性和特异性分别为75%～100%及78%～100%,而对亚段以下肺动脉内周围性栓子诊断敏感性和特异性明显降低,分别为63%和89%,但这些周围性栓子只占PE的6%～10%,因此临床意义并不重要。新近出现的计算机断层血管造影(CTA)技术,即应用增强螺旋CT扫描获取原始图像,经重建可三维显示肺血管的一种影像技术。资料显示,CTA对于所有血管内PE诊断的敏感性为53%～100%,特异性为75%～100%。

9.核磁共振成像(MRI)

普通MRI可显示段以上肺动脉内栓子,其诊断PE敏感性、特异性均较高,但对外周肺动脉显影不良,其临床诊断价值与螺旋CT相似。核磁共振血管造影(MRA)与CTA成像原理类似,可显示外周肺动脉。近期MRA研究表明,其对段以下肺动脉栓子的敏感性为75%～100%,特异性为42%～100%。MRI与螺旋CT相比具有3点优势:①不需使用造影剂,故适用于碘过敏者及老年人群;②同时可显像下肢血管,发现DVT的证据;③具有潜在识别新旧血栓的能力,为确定溶栓治疗提供依据。

10.肺动脉造影(PA)

PA为目前诊断PE的金标准。直接征象为肺动脉腔内充盈缺损或完全阻断,间接征象为造影剂流动缓慢,局部低灌注,静脉回流延迟等。若缺乏PE的直接征象,不能诊断PE。PA的敏感性超过98%,特异性为90%~98%,但随血管口径的变小,其准确性下降,在段以下血管仅为66%。PA为有创检查,其病死率和严重并发症的发生率分别为0.1%和1.5%,通常认为所有非侵入性检查无法明确诊断的患者可选择PA。

四、诊断及鉴别诊断

注意肺栓塞的相关症状和体征,有助于提高肺栓塞的诊断率,以下情况应考虑本病的可能:

①与肺部体征不相称的、难以用基础肺部疾病解释的呼吸困难。

②呼吸困难明显,但患者可以平卧。

③突发的昏厥或休克。

④急性右心室负荷增加的临床表现。

⑤心电图提示有明显的右心室负荷过重的表现。

⑥超声心动图提示肺动脉高压和右心室负荷过重的表现,但又无右心室增大,尤其是左心室功能正常者。

对长期卧床等有下肢深静脉血栓形成危险因素的患者,更应高度警惕急性肺栓塞的可能。

根据临床情况怀疑PTE:①对存在危险因素,特别是并存多个危险因素的病例,需有较强的诊断意识;②临床症状、体征,特别是在高危病例出现不明原因的呼吸困难、胸痛、晕厥和休克,或伴有单侧或两侧不对称性下肢肿胀、疼痛等对诊断具有重要的提示意义;③结合心电图、X线胸片、动脉血气分析等基本检查,可以初步疑诊PTE或排除其他疾病;④宜尽快常规行D-二聚体,据以作出可能的排除诊断;⑤超声检查可以迅速得到结果并可在床旁进行,若同时发现下肢静脉血栓的证据则更增加了诊断的可能性。

对疑诊病例合理安排核素肺通气/灌注扫描检查或在不能进行通气显像时进行单纯灌注扫描,其结果具在重要的诊断或排除诊断意义,如为非诊断性异常,则需进一步做螺旋CT或肺动脉造影。

疑诊PTE,即应检查下肢静脉有无深静脉血栓,及其他PTE的成因和危险因素危险因素。

大面积PTE的评判标准:临床上以休克和低血压为主要表现,即体循环动脉收缩压<90mmHg,或较基础值下降幅度≥40mmHg,持续15min以上。须除外新发生的心律失常、低血容量或感染中毒症所致血压下降。

次大面积PTE的评判标准:不符合以上大面积PTE标准,但在超声心动图上表现有右心室运动功能减弱(右心室前后径/左心室前后径>0.6,或右心室壁运动幅度<5mm)或临床上出现心功能不全的表现。

慢性栓塞性肺动脉高压:进行性呼吸困难、双下肢水肿、反复晕厥、胸痛和发绀、低氧血症,影像学检查证实肺动脉阻塞,并可见提示慢性肺动脉血栓栓塞的征象:肺动脉内偏心性分布、有钙化倾向的团块状物,贴近血管壁;部分叶或段的肺动脉呈截断现象;肺动脉管径不规则,

UCG 及 ECG 显示慢性肺源性心脏病。

注意除外冠心病、夹层动脉瘤、肺炎、支气管扩张、COPD 急发、大动脉炎、原发性肺动脉高压、肺动脉肿瘤、结缔组织病等疾病。

1.急性心肌梗死

急性肺栓塞可出现心绞痛症状及心梗心电图形，鉴别可根据心电图及酶学演变以及同位素扫描结果相鉴别。

2.心绞痛

部分老年肺栓塞者 ECG 可出现Ⅱ、Ⅲ、AVF 导联 ST 及 T 改变，甚至 V1～4 出现“冠状T”，常因胸痛气短而误诊为冠脉供血不全或心内膜下心梗。但急性肺栓塞者，ECG 常有肺性 P 波、电轴右偏、SⅠQⅢTⅢ等改变，核素心肌显相及肺同位素扫描可资鉴别。

3.夹层动脉瘤

急性肺栓塞出现胸痛、上纵隔增宽（上腔静脉扩张）伴休克者，可与之相混，但夹层动脉瘤者多有高血压病史、肢体脉搏改变，超声或 CT 检查有主动脉增宽现象。

4.肺炎

胸痛、咳嗽、发热及肺部阴影可与肺梗死相混，但肺炎血气分析及 ECG 也多无改变，D-Dimer 正常，抗炎有效，灌注扫描、胸部 CT 应能鉴别。

5.肺不张

手术后肺不张可与术后肺梗死相混，血气改变也相近，但肺不张者肺灌注及下肢静脉检查正常。

五、急性肺动脉栓塞的治疗

急性 PTE：目的为帮助患者度过危急期，缓解栓塞所致的心肺功能紊乱，尽可能多的恢复和维持循环血量及组织供氧，并防止复发。

1.一般治疗

病后两天最危险，应严密监护，监测呼吸、心率、血压、静脉压、心电图、血气变化，大面积 PTE 可收入监护病房。

（1）绝对卧床，保持大便通畅，避免用力。

（2）烦躁、惊恐者可予镇静剂，疼痛者给止痛剂。

（3）发热、咳嗽可予相应的对症处理。

（4）低氧血症者：鼻导管或面罩吸氧，必要时 BiPAP\经气管插管行机械通气。尽量避免气管切开。

（5）右心功能不全：使用多巴酚丁胺或多巴胺，维持收缩压在 90～100mmHg，尽可能不用或少用洋地黄类药物。

（6）抗休克：休克者可补充液体（避免肺水肿），如仍无效可给多巴胺或间羟胺，如仍然无效者可加用糖皮质激素。

2.溶栓治疗

（1）目的：溶解肺动脉内血栓，迅速降低肺动脉压，改善右心功能；减少或消除对左室舒张功能影响，改善左心功能及心源性休克；改善肺灌注，预防慢性肺动脉高压及远期预后；溶解深静脉血栓、防止反复栓塞。

(2)适应证:经 V/Q、CT、MRI、肺动脉造影确诊的大面积或次大面积肺栓塞,本次症状加重或证实栓子脱落在 30 天之内,年龄≤75 岁,无溶栓禁忌证。

(3)禁忌证:

绝对禁忌证:6 个月内有活动性内出血或自发性颅内出血。

相对禁忌证:①2 周内大手术、器官活检或不易压迫的血管穿刺;②2 个月内的缺血性中风;③10 天内胃肠道出血;④15 天内的严重创伤;⑤1 个月内的神经外科或眼科手术;⑥收缩压>180mmHg 或舒张压>110mmHg;⑦心肺复苏术后;⑧血小板计数低于 100×10^9/L;⑨妊娠、分娩后 2 周之内的;⑩感染性心内膜炎;⑪严重肝肾功能不全;⑫糖尿病出血性视网膜病变;⑬明确慢性栓塞性肺动脉高压而无近期新发肺栓塞。

(4)主要并发症:皮肤出血,内脏出血,颅内出血。

预防措施:溶栓前留置导管针,治疗前避免注射和血管穿刺。严重出血者应停药并给予 6-氨基己酸等治疗。

(5)治疗方案:常用药物为尿激酶、链激酶及组织型纤维蛋白溶酶原激酶。其作用均是激活体内纤维蛋白溶酶原,加速纤维蛋白溶解。rtPA 优点在于其选择性作用于已形成血栓内的纤维蛋白溶酶原,因而可减少出血概率。1 支尿激酶含 50 万 IU;1 支 rtPA 含 50mgrtPA 和注射用水 50ml。

3.抗凝治疗

(1)目的:防止血栓发展和形成新血栓。

(2)适应证:经 V/Q、CT、MRI、肺动脉造影确诊的非大面积、非次大面积肺栓塞,本次症状加重或证实栓子脱落在 2 月之内,年龄≤75 岁,无溶栓禁忌证;临床疑诊 PTE 时也可先应用。

(3)禁忌证:年龄>75 岁;大面积 PTE,次大面积 PTE;妊娠;近期内脑出血、活动性内脏出血;肝素过敏;既往患肝素相关性血小板减少症;慢性栓塞性肺动脉高压无近期新发肺栓塞。妊娠前 3 个月的最后 6 周禁用华法林。

(4)治疗方案(1 支肝素 12500IU,2ml)

1)普通肝素:80IU/kg 静脉注射,随后 18IU/kg·h 微量泵入(NS49.2ml+肝素 0.8ml=肝素 100IU/ml=NS250ml+肝素 2ml)头 24h 每 4~6h 测 APTT,尽快使 APTT 达到并维持于正常的 1.5~2.5 倍。达稳定治疗水平后,每天上午测 APTT1 次。

根据 APTT 结果调整静脉肝素用量的方法,如表 6-1。

第 3~5 天,疗程长者第 7~10 天、第 14 天复查 PLT。如 PLT 迅速或持续降低达 30%以上,或 PLT<100×10^9/L,应停用肝素。一般 10d 后开始恢复。

2)低分子肝素抗凝:速碧林 0.01ml/kg,无须监测 APTT,监测指标为抗 Xa 因子活性。对于肾功能不全,特别是肌酐清除率低于 30ml/min 的病例须慎用。疗程>7d 者每隔 2~3 天查 PLT。

应用肝素后 1~2 天加用华法林,初始剂量为 3~5mg。至少重叠 4~5d。当连续 2d INR 达 2.5,或 APTT 延长至 1.5~2.5 倍时,即可停用肝素。大面积 PTE 或髂股静脉血栓,肝素约需用至10d或更长。

溶栓完毕后应注意对临床、相关辅助检查情况、并发症进行动态观察，及时评估疗效。

表6-1　根据APTT结果调整静脉肝素用量的方法

APTT	初始及调整剂量	下次APTT测定时间间隔(小时)
基础APTT	初始：80IU/kg静脉注射，然后按18IU/kg·h静滴	4～6
＜35s(INR＜1.2)	予80IU/kg静注，然后增加静脉剂量4IU/kg·h	6
35～45s(1.2～1.5)	予40IU/kg静注，然后增加静脉剂量2IU/kg·h	6
46～70s(1.5～2.5)	无须调整	6
71～90s(2.3～3.0)	减少静脉滴注量2IU/kg·h	6
＞90s(INR＞3)	停药1小时，减少静脉滴注量3IU/kg·h	6

(5)并发症为出血，出血概率5%～10%。出血常见部位是皮肤、消化道、腹膜后间隙及颅内。肝素引起小量出血者可停用肝素，出血量大者可静注鱼精蛋白对抗(1mg可中和肝素100IU，注射速度＜20mg/min，每次总量＜50mg)。华发令过量所致出血时可静点维生素K10～20mg。

5.经静脉导管碎解和抽吸血栓，球囊血管成形术，局部小剂量溶栓

适应证：肺动脉主干或主要分支大面积PTE并存以下情况者：溶栓和抗凝治疗禁忌；经溶栓或积极的内科治疗无效；缺乏手术条件。

6.下腔静脉滤器植入术

适应证：下肢近端静脉血栓，而抗凝治疗禁忌或有出血并发症；经充分抗凝而仍反复发生PTE；伴血流动力学变化的大面积PTE；近端大块血栓溶栓前；伴有肺动脉高压的慢性反复性PTE；行肺动脉血栓切除术或肺动脉血栓内膜剥脱术。

置入后，如无禁忌证，宜长期口服华法林，定期复查滤器上有无血栓。

7.肺动脉血栓摘除术

适用于经积极的保守治疗无效的紧急情况。

适应证：大面积PTE：肺动脉主干或主要分支次全堵塞，不合并固定性肺动脉高压者；有溶栓禁忌证；经溶栓或其他积极的内科治疗无效。

第七章　肿瘤急重症

第一节　概述

肿瘤是机体在各种致癌因素作用下，局部组织的某一个细胞在基因水平上失去对其生长的正常调控，导致其克隆性异常增生而形成的异常病变。学界一般将肿瘤分为良性和恶性两大类。

一、肿瘤的肉眼观形态

肉眼观肿瘤的形态多种多样，并可在一定程度上反映肿瘤的良恶性。学界一般将肿瘤分为良性和恶性两大类。近年来，恶性肿瘤治疗又出现了新方法，这就是空气负离子自然疗法。大量临床实验证实，空气负离子理疗癌症效果显著，是除放疗、化疗、手术治疗外地又一新方法。

1.肿瘤的数目和大小

肿瘤的数目、大小不一。多为一个，有时也可为多个。肿瘤的大小与肿瘤的性质（良性、恶性）、生长时间和发生部位有一定关系。生长于体表或较大体腔内的肿瘤有时可生长得很大，而生长于密闭的狭小腔道内的肿瘤一般较小。肿瘤极大者，通常生长缓慢，多为良性；恶性肿瘤生长迅速，短期内即可带来不良后果，因此常长不大。

2.肿瘤的形状

肿瘤的形状多种多样，有息肉状（外生性生长）、乳头状（外生性生长）、结节状（膨胀性生长）、分叶状（膨胀性生长）、囊状（膨胀性生长）、浸润性包块状（浸润性生长）、弥漫性肥厚状（外生伴浸润性生长）、溃疡状伴浸润性生长。形状上的差异与其发生部位、组织来源、生长方式和肿瘤的良恶性密切相关。根据国内外近期的实验表明，空气负离子对移植性肿瘤的生长有抑制作用。

3.肿瘤的颜色

一般肿瘤的切面呈灰白或灰红色，视其含血量的多寡、有无出血、变性、坏死等而定。有些肿瘤会因其含有色素而呈现不同的颜色。因此可以根据肿瘤的颜色推断为何种肿瘤。如脂肪瘤呈黄色，恶性黑色素瘤呈黑色，血管瘤呈红色或暗红色。

4.肿瘤的硬度

与肿瘤的种类、肿瘤的实质与间质的比例及有无变性、坏死有关。实质多于间质的肿瘤一般较软；相反，间质多于实质的肿瘤一般较硬。瘤组织发生坏死时较软，发生钙化或骨化时则较硬。脂肪瘤很软，骨瘤很硬。

二、肿瘤的镜下组织结构

肿瘤的组织结构多种多样，但所有的肿瘤的组织成分都可分为实质和间质两部分。

1.肿瘤的实质

肿瘤实质是肿瘤细胞的总称，是肿瘤的主要成分。它决定肿瘤的生物学特点以及每种肿瘤的特殊性。通常根据肿瘤的实质形态来识别各种肿瘤的组织来源，进行肿瘤的分类、命名、和组织学诊断，并根据其分化成熟程度和异型性大小来确定肿瘤的良恶性和肿瘤的恶性程度。

2.肿瘤的间质

肿瘤的间质成分不具特异性，起着支持和营养肿瘤实质的作用。一般由结缔组织和血管组成，间质有时还具有淋巴管。通常生长比较快的肿瘤，其间质血管一般较丰富而结缔组织较少；生长缓慢的肿瘤，其间质血管通常较少。此外，肿瘤往往有淋巴细胞等单核细胞浸润，这是机体对肿瘤组织的免疫反应。此外，在肿瘤结缔组织中还可以见到成纤维细胞和肌纤维母细胞。肌纤维母细胞具有成纤维细胞和平滑肌细胞的双重特点，这种细胞即能产生胶原纤维，又具有收缩功能，可能对肿瘤细胞的浸润有所限制，这种细胞的增生可以解释乳腺癌的乳头回缩，食管癌和肠癌所导致的肠管僵硬和狭窄。

第二节　神经系统肿瘤

神经系统实质细胞来源的原发性颅内肿瘤，位于颅内，但非脑实质细胞由来的原发性颅内肿瘤，转移性肿瘤。恶性星形胶质瘤约占胶质瘤的50%。儿童常见颅内肿瘤为胶质瘤和髓母细胞瘤。

一、概述

(1)神经系统实质细胞来源的原发性颅内肿瘤。

(2)位于颅内，但非脑实质细胞由来的原发性颅内肿瘤。

(3)转移性肿瘤。原发性中枢神经系统肿瘤发生率为5～10/10万。其中胶质瘤占40%，脑膜瘤占15%，听神经瘤(神经鞘瘤)约占8%。恶性星形胶质瘤约占胶质瘤的50%。儿童常见颅内肿瘤为胶质瘤和髓母细胞瘤。

二、神经系统常见肿瘤

(一)中枢神经肿瘤

原发性脑肿瘤与体内其他部位肿瘤的不同点如下：①即使组织学上为良性脑肿瘤，如生长在不能切除部位(如第四脑室底部的室管膜瘤)同样导致患者死亡。②一般实质内生长的脑肿瘤，特别是星形胶质细胞瘤是浸润性生长，其界限在肉眼及组织学上不清楚。因此，根治性摘除术几乎不可能。③即使组织学高度恶性的脑肿瘤也极少转移。此种转移一般见于胶质母细胞瘤或髓母细胞瘤。但是，经脑脊液转移常见。④某种脑肿瘤有特定的好发部位。例如，髓母细胞瘤限局在小脑。另外有好发年龄，如髓母细胞瘤最多见于10岁以内，恶性星形胶质细胞瘤以及胶质母细胞瘤多见于中年或中年以上。

1.星形胶质细胞瘤

本瘤约占颅内肿瘤的30%,占神经胶质瘤的80%以上。中年人最多,间变性星形胶质细胞瘤发病在50岁呈高峰,而多形性胶质母细胞瘤发病高峰晚10年左右。

肉眼观,一般为境界不清的灰白色浸润性肿瘤,使近旁脑组织出现肿胀和变形。质地因肿瘤内胶质纤维多少而异,或硬,或软,或呈胶冻状,并可形成含有清亮液体的囊腔。

光镜下,瘤细胞形态多样,可分为纤维型、原浆型、肥胖型胶质细胞瘤。前二者为良性,后者性质介于良恶之间。

纤维型星形胶质细胞瘤最常见,其细胞密度由低度到中等程度。星形细胞核,椭圆形及不规则形,无核分裂。在大量的细胞突起形成疏松的纤维网,有微小囊腔形成。胶质纤维酸性蛋白(GFAP)阳性表达。

星形胶质细胞瘤:瘤细胞胞浆少,有细长的突起,胞核大小不一。

原浆型星形胶质细胞瘤为少见类型,其特征是星形细胞的胞体较小,突起很少或无,胶质纤维含量很少。经常在表浅部位,并呈囊性。

原浆型星形胶质细胞瘤(Ⅱ级):细胞胞浆丰富,细胞密集。

肥胖型星形胶质细胞瘤主要含有肥胖型星形细胞,瘤细胞呈大的嗜伊红细胞体,短钝,成角的GFAP阳性的突起形成粗糙的纤维网架结构,胞核圆形,椭圆形,通常偏中心位。

间变性星形胶质细胞瘤灶状或弥漫性分化不良的星形细胞瘤,出现细胞密度增加,多形性,核异态及核分裂象等,为恶性肿瘤。此型经常表现为快速进展,最终转变为胶质母细胞瘤。

胶质母细胞瘤(GBM),肿瘤好发于额叶、颞叶白质,浸润范围广,常可穿过胼胝体到对侧,呈蝴蝶状生长。瘤体常出血坏死而呈红褐色。镜下,细胞密集,异型性明显,可见怪异单核或多核巨细胞。出现出血坏死,是其区别于间变性星形胶质细胞瘤的特征。毛细血管内皮细胞增生,肿大,可导致管腔闭塞和血栓形成。本症预后差,患者多在2年内死亡。

毛发细胞型星形胶质细胞瘤(pilocytic astrocytoma)多发生在儿童、青少年,生长极为缓慢。该瘤位于小脑,第三脑室底部。丘脑和视神经。有时也发生在大脑半球。肉眼观,在囊泡壁上形成小结节,比较限局,或有浸润。镜下,由中度密度和双极性瘤细胞组成,其细胞两端发出纤细毛发状突起,血管内皮细胞增生。本瘤生长速度极慢,在脑肿瘤中预后最好,有部分切除肿瘤后,生存40年以上的患者。

毛发细胞型星形胶质细胞瘤:由中度密度和双极性瘤细胞组成,其细胞两端发出纤细毛发状突起。

根据世界卫生组织的分级标准:毛发细胞型星形胶质细胞瘤、黄*色星形胶质细胞瘤以及室管膜下星形胶质细胞瘤为Ⅰ级,纤维型和原浆型星形胶质细胞瘤为Ⅱ级,肥胖型星形胶质细胞瘤为Ⅱ~Ⅲ级,间变形星形胶质细胞瘤为Ⅲ级,GBM为Ⅳ级。星形胶质细胞瘤分级依据是细胞的异型性、生物学行为以及瘤体内有无坏死和血管增生。但是,同一肿瘤的不同区域,瘤细胞可有不同的形态特征,且分化程度也不尽相同,因此分型仅具有相对的意义。

2.少突胶质细胞瘤

本瘤约占胶质瘤的50%,中年人多见,几乎均发生在大脑半球。肉眼观,为限局性胶冻样肿瘤,常伴有出血、囊性变和钙化。钙化在放射线检查上有重要诊断参考价值。镜下,瘤细胞大小一致,形态单一,圆形,核圆形居中,有核周晕。细胞弥散排列,但有环绕神经元排列倾向。间质富有血管并可伴有不同程度钙化和砂粒体。免疫组化染色半乳糖苷酶、碳酸苷酶同工酶CD57和MBP(碱性髓鞘蛋白)呈阳性反应。该肿瘤生长缓慢,病情可长达十余年,临床上常表现为癫痫或局部瘫痪。如瘤细胞异型性明显,则生长迅速,预后不佳。

少突胶质细胞瘤:瘤细胞大小一致,形态单一,圆形,核圆形居中,有核周晕

3.室管膜瘤

来源于室管膜细胞,可发生于脑室系统任何部位,以第四脑室最为常见,脊髓则好发于腰骶部及马尾部。患者以儿童和青少年居多。肉眼上,典型病例位于第四脑室,形成乳头状肿瘤,虽境界清楚,因接近生命中枢延髓和脑桥部位,多数难以完全切除。但脊髓处的肿瘤境界清楚,可以完全切除,多可治愈。镜下,瘤细胞大小形态一致,梭形或胡萝卜形,胞浆丰富,核圆形或椭圆形。有菊形团形成,即细胞围绕空腔呈腺管状排列。或假菊形团形成,即瘤细胞以细长胞突与血管壁相连,有的形成乳头状结构。本病生长缓慢,可存活8~10年。

4.髓母细胞瘤

多见于小儿,其次为儿童与青年,发病年龄在10岁左右,偶见于成年人。肿瘤常位于小脑蚓部,占据第四脑室,部分病例可发生于小脑半球。

肉眼观,为灰白色肿瘤,境界清楚。镜下,肿瘤由圆形细胞构成,胞核着色深,胞浆少,核分裂象较多。细胞密集。常构成菊形团,即肿瘤细胞环绕纤细的神经纤维中心做放射状排列。这对髓母细胞瘤的病理诊断有一定意义。少数病例可向神经细胞分化。临床上,患者出现脑积水,或进行性小脑症状(协调运动障碍、步履蹒跚)。经过脑脊液易发生播散。其治疗一般采用化学疗法及全脑照射,其5年生存率约50%,10年生存率为25%,更长期生存者罕见。

5.脑膜瘤

来源于埋在上矢状窦两侧的蛛网膜绒毛的细胞(脑膜皮细胞),占颅内所有原发性肿瘤的20%左右。多为良性,生长缓慢,易于手术切除,此瘤在中枢神经系统肿瘤中预后最好。好发部位为上矢状窦两侧、大脑镰、蝶状嵴、嗅沟、小脑脑桥角,枕大孔及脊髓的周围。肉眼观,为不规则性肿瘤,与硬膜紧密相连,陷入脑表面,但脑内浸润很少,肿块质实,灰白色,呈颗粒状,可见白色钙化砂粒,偶见出血。镜下特征性图像为脑膜皮细胞呈大小不等同心圆状漩涡状,其中央血管壁常有半透明变性,以至于钙化形成砂粒体。(脑膜细胞型或融合细胞型-瘤细胞还可为梭形,呈致密交织束结构,有的胞核可呈栅栏状排列,其间可见网状纤维或胶原纤维(漩涡细胞型),有时可见囊性变或向黄*色瘤细胞、骨、软骨细胞分化,但这些组织学类型却与预后无关。以上所述组织型的脑膜瘤生长缓慢,组织学上也为良性。与此相反,呈乳头状构造的脑膜瘤呈恶性经过。有时直接生成恶性脑膜瘤,此时细胞分裂像多,有的出现脑内浸润,有的形态上很像纤维肉瘤。

脑膜瘤:瘤细胞长梭形,排列成交织束状,其间有网状及胶原纤维,可见少数脑膜细胞呈小岛状。

(二)周围神经肿瘤

神经鞘膜肿瘤有神经鞘瘤和神经纤维瘤两类。

1.神经鞘瘤

神经鞘瘤又称施万细胞瘤,是源于施万细胞的良性肿瘤。可发生在全身各处周围神经,也可发生在颅内和椎骨内的神经根或交感神经。一般单发。易发生在第8对颅神经,故又称听神经瘤。因位于小脑脑桥角,又称小脑脑桥角瘤。其次见于三叉神经,其他颅神经受累极少。

肉眼观,肿瘤大小不一,呈圆形或结节状,质实,有完整包膜。常压迫周围组织,但不发生浸润。切面灰白或灰黄,色略透明,可见漩涡结构,有时可见出血或囊性变。

镜下,有两种组织形态:①束状型(AntoniA型),瘤细胞为细长梭形,境界不清,核长圆形,相互紧密平行排列,呈栅栏状或不完全的漩涡状排列,称Verocay小体。②网状型细胞稀少,排列成疏松的网状结构,细胞间有较多黏液样液体,并常有小囊腔形成,但多数以其中一型为主。病程长的肿瘤,细胞减少,胶原纤维增多,形成纤维瘢痕并发生透明变性。

2.神经纤维瘤

神经纤维瘤多发生于皮下,可单发也可多发,多发性的又称神经纤维瘤病。

肉眼观,该瘤境界明显,但无包膜,质实,切面灰白略透明,有的切面可见漩涡状纤维,但很少发生变性,囊腔形成或出血。

镜下,由神经鞘膜细胞和成纤维细胞构成,成小束并分散在神经纤维之间,伴有网状、胶原纤维及黏液样基质。与上述神经鞘瘤一样,可出现显著的核异型性。有时出现瘤巨细胞。但这些改变不意味着预后不良。神经鞘瘤中完全不能见到神经纤维。除了发生肿瘤的神经部分有的被肿瘤压迫。但神经纤维瘤中,神经纤维散在肿瘤之内,而这部分神经纤维束全部膨隆样。因此神经鞘瘤中神经纤维仅是被肿瘤压迫,不切断神经也可摘出。但在神经纤维瘤中因神经全部卷入,则与神经鞘瘤不同。两者都可以恶变,其恶变的特征是细胞密集,多形性,细胞核分裂象增加,血管增生,肿瘤与纤维肉瘤相似。恶性神经鞘瘤从幼儿至青年均可发生,病程长,一般在5年以上。

3.转移性肿瘤

中枢神经系统的转移性肿瘤约占全部临床肿瘤的1/5,恶性肿瘤死亡病例中有10%～50%可有脑转移。最易发生脑转移的恶性肿瘤是肺癌、乳腺癌、黑色素瘤、结肠癌等。转移常发生于白质和灰质交界处及脑的。灶状的占位症状可有可无。有的肿瘤细胞沿蛛网膜下隙弥漫性浸润。有的弥漫性血管周围瘤细胞浸润可形成局限性结节。转移瘤与原发瘤组织形态相似。常伴有出血、坏死、囊性变及液化。

第三节　泌尿系肿瘤

泌尿系肿瘤发生于泌尿系统任意部位的肿瘤。包括肾、肾盂、输尿管、膀胱、尿道肿瘤。其中肾盂以下为有管道的脏器,腔内均覆盖尿路上皮,所接触的内环境都是尿,致癌物质常通过尿液使尿路上皮发生肿瘤,所以肾盂、输尿管、膀胱、尿道的尿路上皮肿瘤均有其共性,并可能多器官发病。由于尿液在膀胱内停留时间最长,所以引起的膀胱癌也最为常见。泌尿系统肿瘤常在40岁以后发出,男性比女性多一倍左右。肾母细胞瘤和膀胱横纹肌肉瘤是婴幼儿疾病,男女发病率无差别。在泌尿系统肿瘤中,中国肾盂癌的发病率高于欧美国家。

一、概述

泌尿系肿瘤在我国肿瘤发病率中并不占最重要地位,但在泌尿外科疾病中是最常见的疾病之一,且其发病率和死亡率有增长趋势。

泌尿系肿瘤包括了阴茎癌,睾丸肿瘤,男性尿道癌,前列腺癌,女性尿道癌,肾盂肿瘤,输尿管肿瘤,肾癌,前列腺肉瘤,泌尿生殖恶性肿瘤,肾母细胞瘤,肾肿瘤,肾盂癌,肾盂癌等。

泌尿及男生殖系统各部位均可发生肿瘤,最常见的是膀胱癌,其次为肾肿瘤,欧美国家最常见的前列腺癌在我国比较少见,但有明显增长,我国过去常见的生殖系肿瘤阴茎癌日趋减少.

肾肿瘤包括:肾癌肾母细胞瘤肾盂肿瘤。

肾细胞癌是肾原发肿瘤中最多见的约占肾恶性肿瘤的 80%～90%多发生于 60 岁左右的老年人,男性多于女性约为 2∶1,肾细胞癌来源于肾小管上皮细胞故又称为肾腺癌。

肾母细胞瘤是肾胚基来源的肿瘤.主要发生于儿童是 10 岁以下儿童最常见的肿瘤之一。最多见于 1～4 岁的小儿很少见于成人。

肾盂输尿管膀胱和尿道都覆盖尿路上皮,它接触的都是尿液尿内致癌物质.可引起泌尿道任何部位发生肿瘤,约半数存在多器官发生肿瘤故应进行系统检查及定期复查,早期发现肿瘤及时手术是最有效的治疗方法,化疗及放疗效果未肯定术后应定期查尿 3 年内每年作一次膀胱镜检查。

膀胱肿瘤中约 95%来源于膀胱上皮,少数来源于间叶组织,如纤维组织和肌组织等.膀胱的上皮性肿瘤中绝大多数为恶性,只有少数为良性,包括乳头状瘤、移行细胞癌、鳞状细胞癌和腺癌其中以移行细胞癌最常见。

二、肾肿瘤

多年来认为,肾脏肿瘤 90%为恶性,但随着医学影像学的进步,尤其是 B 型超声、CT、磁共振等问世,经常发现肾脏内良性病变(如肾囊肿)和良性肿瘤(如血管平滑肌脂肪瘤等),肾肿瘤 90%为恶性的说法受到怀疑。常见肾肿瘤有。

1.肾癌

又称肾腺癌、肾细胞癌。起源于肾小管。多数为透明细胞癌,颗粒细胞癌较少见。梭形细胞癌罕见,预后极坏。血尿、肿物和疼痛是肾癌的 3 大病状,具全时已是晚期。血尿常为间歇性、无痛、肉眼可见,由于间歇出现,容易延误。1/3～1/2 肾癌并无临床病状,在体检时偶然发现,或因其他疾病进行 B 超、CT 检查时诊断。发热和血沉快是肾癌预后不良的征兆。肾癌可有肺、骨转移。

肾癌的诊断依靠 B 超、CT、MRI 和排泄性泌尿系统造影,必要时可行动脉造影。须和囊肿、血管平滑肌脂肪瘤鉴别,一般无困难。肾癌应手术根治性切除,化学和放射治疗效果不佳,近年开始免疫治疗,如肿瘤浸润淋巴细胞、白细胞介素、干扰素等有良好前景。肾癌手术后可能有远期复发,原发肿瘤切除可能使转移癌消退,但均罕见。

2.肾母细胞瘤

又称维尔姆斯氏瘤。是 6 岁以下小儿最常见的腹部肿瘤。1 岁以内系中胚叶肿瘤,比较良性,1 岁以上肾母细胞瘤高度恶性。“腹部有肿块的消瘦小儿”是该病特点,可伴发热、高血压、红细胞增多症等。肾母细胞瘤的治疗除手术切除外，必须配合放射和化学治疗，或选其一，化学治疗以长春新碱、放线菌素D为主。

三、肾盂输尿管癌

在尿路上皮肿瘤中，肾盂输尿管肿瘤相对少见，但可多器官发病。由于长期肾结石刺激引起的癌多数为鳞状细胞癌。血尿为最常见症状，尿中可能发现癌细胞。膀胱镜检查可能见到患侧输尿管口喷血。泌尿系统造影对诊断肾盂输尿管肿瘤极重要，可发现充盈缺损，并可能继发肾积水。肾盂输尿管癌手术包括全长输尿管及其膀胱开口。在肿瘤细胞分化良好或孤立肾时，可作姑息性局部切除术。

四、膀胱癌

泌尿系统最常见的癌。吸烟被认为是重要致癌原因，50%的男性、31%的女性膀胱癌患者吸烟。致癌质为吸烟者尿中有1-萘胺和2-萘胺。职业性膀胱癌是接触联苯胺、2-萘胺经多年后发病，平均20年左右。膀胱癌是人类最早发现的癌基因的肿瘤，染色体17的P53抗癌基因的缺失与发病有关。

膀胱癌可分为表浅和浸润两大类：表浅肿瘤局限在黏膜未穿破固有层，占80%左右。浸润肿瘤侵入肌层，占20%左右，其中部分表浅肿瘤可能发展为浸润肿瘤。膀胱癌的细胞分化差异很大，和预后有密切关系。间歇性、无痛血尿为膀胱癌最常见病状，由于间歇、无痛，可能延误诊断。血尿量与肿瘤大小、数目、恶性度无明显相关。血尿可终末加重，伴膀胱刺激症状。如尿中有腐肉并有排尿困难，多数为晚期症状。膀胱横纹肌肉瘤发生在婴幼儿，主要表现为排尿困难，尿中的葡萄状物。

尿细胞学检查极重要，如发现肿瘤细胞有助于诊断，原位癌可以无血尿，但尿中存在癌细胞。膀胱镜检查必不可少，对决定治疗方案起关键作用。膀胱癌患者必须行泌尿系统造影以了解肾和输尿管情况。流式细胞术和图像分析以及ABO(H)和T抗原等检测，有助于对肿瘤生物学特性的了解。膀胱黏膜的原位癌和非典型增生病变是复发基础。

在治疗表浅膀胱癌时，原位癌以膀胱灌注治疗为主，常用卡介苗、丝裂霉素、阿霉素、噻替哌、干扰素、白细胞介素等，以卡介苗效果最好。局限的表浅膀胱癌可作经尿道切除术，术后行膀胱灌注上述药物。在缺乏经尿道设备时亦可切开膀胱切除肿瘤或膀胱部分切除术，术后必须以大量蒸馏水冲洗，以防肿瘤在切口种植。浸润性膀胱癌除非常局限的可作膀胱部分切除治疗外，一般应行根治性膀胱全切除术，并行尿流改道。放射和化学治疗有时可配合手术或作为姑息性治疗。

五、尿道癌

1.简介

男性常继发于膀胱癌。女性可为原发，鳞癌和腺癌占多数，手术切除后可能需尿流改道。

膀胱癌是泌尿系统常见的恶性肿瘤，约占全部恶性肿瘤的3%左右，男性多于女性，性别比例约为3∶1，年龄以50～70岁最多见，平均为55岁。在恶性肿瘤的死亡率中占的百分比很低，为0.75%，男性占1%，女性占0.6%，大城市的死亡率为农村的2倍，上海、北京、天津、浙江及宁夏等地区略为偏高，但以上海和天津为最高。

2.病因

导致膀胱癌的因素很多,但目前被肿瘤学家公认的有如下几条:

①化学物质:苯胺染料以及生成合成橡胶的化学试剂均是很强的致癌物。

②病毒感染。

③血吸虫卵长期对膀胱壁的刺激。

④吸烟。

⑤色氨酸和烟酸代谢异常所产生的内源性芳香胺,亦可导致膀胱癌。

⑥其他:如结石、炎症、息肉、白斑等。

3.症状

血尿,多为无痛性全程血尿,间歇出现,偶有尿频、尿急等症状。民间以本方治疗两病疗效颇佳。

膀胱刺激症状,随着肿瘤的生长,其瘤体可直接压迫膀胱出口或血凝块堵塞出口而出现排尿困难及腹部胀痛,盆腔广泛浸润时可出现腰骶部疼痛,下肢浮肿及严重贫血等症状。

六、检查

1.肾肿瘤

肾癌的诊断依靠B超、CT、MRI和排泄性泌尿系统造影,必要时可行动脉造影。

2.膀胱肿瘤

(1)尿液中找癌细胞,取晨起第一次自然排出的全部尿液送检,镜下找脱落癌细胞。必须注意,取膀胱内完全排空的全部尿液,要及时送检这样诊断率高。

(2)膀胱区B超检查:了解膀胱腔内的肿块或溃疡部位大、小以及向膀胱壁内浸润的深度。

(3)膀胱镜检查:是重要检查手段,通过膀胱镜可以观察到肿瘤位置、大小、范围,另可钳取瘤组织明确诊断,采取有效的治疗手段。

第四节 肿瘤的急症处理

恶性肿瘤病患,特别是较晚期者,常会出现一些必须立即处理的紧急病症,这些紧急病症可能会危及生命,通常称之为肿瘤急症。肿瘤急症的种类非常多(见表7-1),肿瘤急症实际上是肿瘤并发症中的一部分,以发病急需紧急处理为其特点。

各种肿瘤急症也有不同原因,但大致可分为三类:第一类是构造阻塞性肿瘤急症,它们是因为肿瘤的团块部分或全部或压迫到人体的某个器官构造所造成。第二类是代谢性肿瘤急症,它们是因为肿瘤分泌某种荷尔蒙类似物,造成人体代谢失衡所造成。第三类则是与治疗相关的肿瘤急症,它的发生可以说是由治疗所引发的。虽然肿瘤急症在原因上可分成上述三类,但各种不同的肿瘤急症仍有不同的症状表现、不同的治疗方式及不同的预后。一下就几种比较常见的肿瘤急症,作一简单的介绍。

表 7-1 常见肿瘤急症分类

器官	肿瘤急症
心血管	上腔静脉阻塞综合征;心包积液/填塞
呼吸	气管急性阻塞;肺出血;大量胸腔积液、呼吸衰竭
肾脏及代谢	泌尿道阻塞;肿瘤崩解综合征/高尿酸肾病变;高血钙症
胃肠	梗阻;穿孔;破裂;出血
血液	白细胞过多所造成的滞留症状;高黏性血液;散布性血管内凝血;血小板过低引发出血;白细胞(中性球)低下性发烧
脑及神经	脊髓压迫;颅内压上升;癫痫
其他	眼内肿瘤转移;病理性骨折;疼痛;大量阴道出血

一、恶性心包积液或填塞

恶性心包积液常发生在肺癌或乳癌的患者,有时也会发生在淋巴瘤或白血病的患者身上。此急症的发生原因在于癌细胞转移至心包膜,产生心包积液,因而导致心脏受到压迫,无法发挥正常的泵功能。患者因为心脏的功能不良,产生呼吸困难、咳嗽、四肢发绀、冰冷,有些患者会有胸痛的症状。在诊断上,胸部X光、心电图、心脏超音波、胸部电脑断层摄影等可作出明确的诊断。在治疗上,最重要的是立即将心包积液抽出来,必要时可将导管暂时留置于心包膜腔内,也可考虑注入化学药物以减少再积水的机会。然后再做针对性治疗,如化学治疗及放射治疗等。

二、上腔静脉阻塞综合征

此急症好发在肺癌(特别是小细胞肺癌)及淋巴瘤的患者。发生的原因在于肿瘤本身或其转移之淋巴结病灶压迫上腔静脉,甚至造成上腔静脉内部形成血栓。上腔静脉发生部分或全部阻塞时,患者会发生包括面部(特别是眼睛)、颈部、上肢水肿等,患者还会出现头痛、流眼泪、呼吸困难,更严重者会因脑部严重的充血、水肿导致意识不清、癫痫等症状。在诊断上,胸部X光及CT,配合患者的症状即可正确的诊断。治疗以针对引发的癌症作治疗,方式包括化学治疗、放射治疗等。患者应卧床,抬高头部及吸氧,这样可减轻低心脏输出和降低静脉压。利尿剂和限制盐的摄入能使水肿减轻。激素能抑制正常组织内的炎性反应从而减轻压迫。如病人处于高凝状态,必要时可给一定的抗凝、抗栓治疗。病人应通过下肢静脉输液,以避免加重症状及导致静脉炎。

三、脊髓压迫

脊髓压迫也是一种偶然发生在肺癌、乳癌、前列腺癌等患者的肿瘤急症,发生的原因大多是因此类肿瘤转移至脊椎,进一步往脊椎内生长或造成脊椎骨折,向在脊髓压迫。患者一开始的症状包括背痛,及沿皮节分布、由神经根病变造成的疼痛,或是感觉及运动的异常等。更进一步则会造成下肢无力、瘫痪,大小便失禁等。是须抢时间尽快处理的急症,否则就会造成不可复的伤害,如永久的大小便失禁、下肢瘫痪等。在诊断上,脊椎X光,及磁振造影可获正确的诊断。一旦确立脊髓压迫的情况发生,应先给予患者高剂量的类固醇,同时依癌症种类的不同安排放射治疗、手术、或化学治疗等，尽快抢救患者免于永久的神经性损害。治疗目的在于：①恢复神经功能；②控制局部肿瘤；③保持脊椎稳定性；④缓解疼痛。

四、高血钙症

高血钙症也是肿瘤急症之一，许多癌症包括肺癌、乳癌、多发性骨髓瘤、淋巴瘤等都可能发生高血钙症。患者不一定要有骨转移，因为有些癌细胞会分泌一种类似副甲状腺素的物质直接引发高血钙。患者可能发生的症状表现包括：多尿、口渴、脱水、体重下降、恶心、呕吐、便秘、全身虚弱无力、皮肤痒等，更严重者甚至发生心律不齐或意识改变、昏迷等。在诊断上，血液检查配合临床症状即可诊断高血钙症。若是高血钙，应尽快给予患者大量输液，并给予利尿剂，由尿中将钙排出。同时可用双磷酸盐类药物降低骨骼中蚀骨细胞的活性，还可使用类固醇等其他药物。通常血钙降低，患者的症状就能很快地缓解。

五、肿瘤崩解综合征

一些对化学药物敏感的癌症，例如白血病、淋巴瘤等，在化学治疗期间导致大量肿瘤细胞的破裂，癌细胞内的一些离子及其他物质就会释放出来，因而造成病患发生血钾过高、血磷过高、尿酸过高、血钙降低（一般情况下）的并发症，患者因此可能会出现心律不齐、抽搐、及急性肾衰竭等问题。因此在有可能发生肿瘤崩解综合征的病患，在化学治疗时应给予一些预防措施，包括大量输液、利尿，及降尿酸药物等，同时在化疗期间时常进行血液检查。在治疗上应针对高血钾、高血磷、低血钙、高尿酸血症，同时作处理，必要时进行血液透析。

除了上述五种肿瘤急症之外，其他诸如出血、呼吸道阻塞、大量胸腔积液、颅内转移合并颅内压上升或癫痫发作、肠阻塞、泌尿道阻塞等，也都是常见的肿瘤急症。临床上应针对各种急症出现时的具体情况，有计划的按照各系统病变的特点进行处理，以前述肿瘤并发症的处理原则为依据。

第八章　常见外界环境因素导致的急危重症

第一节　食物中毒

一、概论

(一)定义

食物中毒,指食用被有毒有害物质污染的食品,或食入含有毒有害物质的食品后出现的急性、亚急性疾病。属于食源性疾病的范畴。食物中毒既不包括因暴饮暴食而引起的急性胃肠炎、食源性肠道传染病(如伤寒)和寄生虫病(如囊虫病),也不包括因一次大量或者长期少量摄入某些有毒有害物质而引起的以慢性毒性为主要特征(如致畸、致癌、致突变)的疾病。通常都是在不知情的情况下发生食物中毒。

(二)食物中毒的特点

(1)因无人与人之间的传染过程,所以导致发病呈暴发性,潜伏期短,来势急剧,短时间内可能有多数人发病,发病曲线呈突然上升的趋势。

(2)中毒患者一般具有相似的临床症状,如出现恶心、呕吐、腹痛、腹泻等消化道症状。

(3)发病与食物有关患者在近期内食用过同样的食物,发病范围局限在食用该类有毒食物的人群,停止食用该食物后发病很快停止,发病曲线在突然上升之后呈突然下降趋势。

(4)食物中毒患者对健康人不具有传染性。

(三)食物中毒的分类

1.细菌性食物中毒

细菌性食物中毒是指人们摄入含有细菌或细菌毒素的食品而引起的中毒。引起食物中毒的原因很多,其中最主要、最常见的是食物被细菌污染。细菌性食物中毒的发生与不同区域人群的饮食习惯有密切关系。欧美国家多食肉、蛋和糕点,葡萄球菌食物中毒最多;日本多食生鱼片,副溶血性弧菌食物中毒最多;我国食用畜禽肉、禽蛋类较多,一直以沙门菌食物中毒居首位。引起细菌性食物中毒的始作俑者有沙门菌、葡萄球菌、大肠杆菌、肉毒杆菌、肝炎病毒等。这些细菌、病毒可直接生长在食物当中,也可经过食品操作人员的手或容器,污染其他食物。当人们食用这些被污染过的食物,有害菌所产生的毒素就可引起中毒。因夏天各种微生物生长繁殖旺盛,细菌数量较多,加速了其腐败变质;加之人们常食用未经充分加热的食物,因此夏季是细菌性食物中毒的高发季节。

2.真菌毒素中毒

真菌在谷物或其他食品中生长繁殖产生有毒的代谢产物,人和动物食入这种毒性物质发生的中毒,称为真菌性食物中毒。中毒发生主要通过被真菌污染的食品,用一般的烹调方法加热处理不能破坏食品中的真菌毒素。真菌生长繁殖及产生毒素需要一定的温度和湿度，因此中毒往往有比较明显的季节性和地区性。

3.动物性食物中毒

食入动物性中毒食品引起的食物中毒即为动物性食物中毒。动物性食物中毒包括含有毒成分的动物或动物的某一部分当作食品，误食引起中毒反应；在一定条件下产生了大量的有毒成分的可食动物性食品，如食用鲐鱼等可引起中毒。近年，我国发生的动物性食物中毒主要是河豚中毒，其次是鱼胆中毒。

4.植物性食物中毒

主要包括：①将天然含有有毒成分的植物或其加工制品当作食品，如桐油、大麻油等引起的食物中毒；②在食品的加工过程中，将未能破坏或除去有毒成分的植物当作食品食用，如木薯、苦杏仁等；③在一定条件下，不当食用大量有毒成分的植物性食品，食用鲜黄花菜、发芽马铃薯、未腌制好的咸菜或未烧熟的扁豆等造成中毒。最常见的植物性食物中毒为菜豆中毒、毒蘑菇中毒、木薯中毒，可引起死亡的有毒蘑菇、马铃薯、曼陀罗、银杏、苦杏仁、桐油等。植物性食物中毒多数无特效疗法，对一些能引起死亡的严重中毒，尽早排除毒物对中毒者的预后非常重要。

5.化学性食物中毒

主要包括：①误食或因投毒服用被有毒害的化学物质污染的食品，如有机磷、杀鼠剂等；②因添加非食品级的或伪造的或禁止使用的食品添加剂、营养强化剂的食品，以及超量使用食品添加剂而导致的食物中毒；③因贮藏等原因，造成营养素发生化学变化的食品，如油脂酸败造成中毒。食入化学性中毒食品引起的食物中毒即为化学性食物中毒。化学性食物中毒发病特点是：发病与进食时间、食用量有关。一般进食后不久发病，常有群体性，患者有相同的临床表现。剩余食品、呕吐物、血和尿等样品中可测出有关化学毒物。在处理化学性食物中毒时应突出一个“快”字！及时处理不但对挽救患者生命十分重要，同时对控制事态发展，特别是群体中毒和一时尚未明化学毒物时更为重要。

(四)食物中毒的诊断

1.食物中毒的检查

为查找病原菌，应根据实际情况从多方面采集标本，如排泄物、呕吐物、粪便、剩余食物、用具等。

2.食物中毒的诊断机构

在《食物中毒诊断标准及技术处理总则》中明确规定，食物中毒患者的诊断由食品卫生医师以上(含食品卫生医师)诊断确定；食物中毒事件的确定由食品卫生监督检验机构根据食物中毒诊断标准及技术处理总则确定。

3.食物中毒的诊断依据

食物中毒诊断要将食物中毒调查的资料进行整理，用流行病学的方法进行分析，结合各类各种食物中毒的特点进行综合判断。

(五)食物中毒的应急措施

食物中毒一般具有潜伏期短、时间集中、突然暴发、来势凶猛的特点。据统计，食物中毒绝大多数发生在七、八、九3个月份。临床上表现为以上吐、下泻、腹痛为主的急性胃肠炎症状，严重者可因脱水、休克、循环衰竭而危及生命。因此，一旦发生食物中毒，千万不能惊慌失措，应冷静地分析发病的原因，针对引起中毒的食物及服用的时间长短，及时采取如下应急措施。

1.催吐及洗胃

催吐简单易行，对神志清醒的患者只要胃内尚有毒物存留，就应催吐，催吐常在洗胃之前进行。催吐可用筷子、手指或羽毛等刺激咽喉，引发呕吐；或用口服吐根糖浆、阿扑吗啡等药物催吐。洗胃越早越好，只要胃内毒物尚未完全排空即需洗胃，一般4～6小时内效果最好。

2.导泻

如果患者服用食物时间较长，一般已超过2～3小时，而且精神较好，则可服用泻药，促使中毒食物尽快排出体外。常用的渗透性导泻剂有硫酸镁、硫酸钠、甘露醇、山梨醇等，在灌入活性炭后用甘露醇或山梨醇导泻，可减少活性炭引起的肠梗阻，并增加未吸收毒物的排泄效果。

3.解毒

根据中毒情况应用解毒治疗，如果是吃了变质的鱼、虾、蟹等引起的食物中毒，可取食醋100ml加水200ml，稀释后一次服下。此外，还可采用紫苏30g、生甘草10g，一次煎服。在毒物中毒或药物过量中毒时，使用解毒剂或抗毒剂进行治疗。中毒较重者，应尽快送医院治疗。

4.对症支持治疗

在治疗过程中，注意护理使其安静，避免精神紧张，注意休息，防止受凉。重症患者易引起继发感染，要注意预防感染。保护重要脏器功能，促进受损器官恢复功能，并减轻各种症状，如出现脱水或饮食差，要补充足量液体及营养支持，提高患者机体免疫力，有利于减轻病情，恢复健康。

二、杀鼠剂中毒

(一)概述

杀鼠剂是指一类可以杀死啮齿动物的化合物，用于杀灭鼠类。大体可分2类，即急性杀鼠剂和慢性杀鼠剂，急性杀鼠剂指鼠进食后，在数小时至1天内毒性发作而死亡的杀鼠剂，如毒鼠强、氟乙酰胺。慢性杀鼠剂指鼠进食后数天后毒性发作的杀鼠剂，如溴敌隆、杀鼠灵等。

根据我国鼠情，将常见鼠药分为以下七大类。

(1)抗凝血杀鼠剂，如杀鼠灵、溴鼠灵、杀鼠醚、溴敌隆、敌鼠灵等，是目前使用最广泛的一类杀鼠剂，也是临床上最常见的一类杀鼠剂。

(2)神经毒性灭鼠剂，如毒鼠强、氟乙酰胺、氟乙酸钠等，因国家禁止生产及使用，近年来该类中毒病例明显减少。

(3)硫脲类杀鼠剂，如安妥、灭鼠肼、灭鼠特、抗鼠灵等。

(4)有机磷类杀鼠剂，如毒鼠磷、毒鼠灵等。

(5)氨基甲酸酯类杀鼠剂，如灭鼠安、灭鼠腈等。

(6)有机化合物类杀鼠剂，如磷化锌、碳酸钡、硫酸亚铊及亚砷酸盐等。

(7)植物类杀鼠剂，如红海葱、毒鼠碱等。

(二)诊断

(1)有口服杀鼠剂史或接触史。

(2)有典型临床症状和体征,如抗凝血杀鼠剂中毒患者出现皮下出血、鼻出血、牙龈出血、血尿及血便等,实验室检查出现凝血酶原时间延长,血红蛋白降低。神经毒性灭鼠剂中毒患者出现癫痫大发作样惊厥等。

(3)血尿及胃内容物毒检检出杀鼠剂。

(三)临床表现

不同鼠药中毒有不同的临床表现,以下为常见鼠药中毒的典型表现。

1.抗凝血杀鼠剂

潜伏期长,大多2～3天后出现出血症状,如鼻出血、齿龈出血、皮下出血、咯血、便血、尿血等全身广泛性出血,出血严重可致休克、颅内出血,并可伴有关节疼痛、腹痛、低热等症状。

2.神经毒性灭鼠剂

具有强烈的脑干刺激和致惊厥作用。进入机体,主要作用于神经系统、消化系统和循环系统。临床表现为强直性、阵发性抽搐,伴神志丧失,口吐白沫、全身发绀、类似癫痫发作持续状态,可伴有精神症状,严重中毒者抽搐频繁无间歇,甚至角弓反张。中毒者可因剧烈的强直性惊厥导致呼吸衰竭而死。

3.硫脲类杀鼠剂

一般在口服数小时后出现中毒症状,开始为口部及胃部灼热感,之后出现恶心、呕吐、口渴、口臭、全身乏力、头晕等。重度中毒者可出现呼吸系统症状,如刺激性咳嗽、呼吸困难、发绀、咳粉红色泡沫痰、肺部漫布湿啰音。代谢功能降低可致体温下降、低血糖或血糖一过性增高。部分严重中毒患者有肝肾损伤、肝大、黄疸、血尿、蛋白尿。其他表现还有眼结膜充血及眼球水平震颤等。危重患者可发生躁动、惊厥、意识模糊、嗜睡,以至昏迷、休克、肺水肿及窒息。

(四)治疗

1.清除毒物

口服中毒者应尽早催吐、洗胃、导泻,硫脲类杀鼠剂禁用碱性溶液洗胃。皮肤污染者用清水彻底冲洗。

2.特效解毒剂

(1)抗凝血杀鼠剂:维生素K_1是特效的对抗剂,轻者10～20mg肌内注射,每天1～3次,严重者可用维生素$K_1$120mg加入葡萄糖溶液中静脉滴注。出血严重者输新鲜血浆或凝血酶原复合物可迅速止血。

(2)神经毒性灭鼠剂:氟乙酰胺中毒的特效解毒药是乙酰胺,成人每次2.5～5.0g,每日2～4次肌注。控制抽搐可肌注地西泮10mg,苯巴比妥钠0.1g。毒鼠强可用二巯基丙磺酸钠治疗,首剂0.125～0.25g肌注,10分钟后可见效果,一般5～8支可在3～8小时内控制抽搐。

(3)硫脲类杀鼠剂,半胱氨酸100mg/kg,肌注;300～600mg,肌注或静脉注射,可降低安妥的毒性。

3.血液净化疗法

对中毒量大,病情严重患者,可考虑血液净化技术清除体内毒物,特别是毒鼠强,活性炭血液灌流可使血中浓度明显降低,对毒鼠强的平均清除率为(31.4±11.1)%,血液透析也有较好的疗效。

4.对症支持治疗

积极治疗肝、肾功能损伤，出血者积极止血。如抽搐，苯巴比妥疗效较好、地西泮效果较差，一般持续用药1～3天，中毒量大者可能需3～14天方可见效。可重复多次肌注或静脉滴注，直到惊厥控制为止。此外，需要预防感染，维持水、电解质平衡。

三、铅中毒

(一)概述

环境中的铅经食物和呼吸途径进入人体，引起消化、神经、呼吸和免疫系统急性或慢性毒性影响，通常导致肠绞痛、贫血和肌肉瘫痪等病症，严重时可发生脑病甚至导致死亡。中毒途径可由呼吸道吸入其蒸气或粉尘，然后呼吸道中吞噬细胞将其迅速带至血液；或经消化道吸收，进入血循环而发生中毒。

(二)中毒过程

通常通过以下方式引起铅中毒。

1.婴儿中毒

常因舔食母亲面部含有铅质的粉类、吮吸涂拭于母亲乳头的含铅软膏，以及患铅中毒母亲的乳汁所致。当小儿乳牙萌出时常喜啮物，可因啃食床架、玩具等含铅的漆层而致中毒。有异嗜癖的儿童可因吞食大量油漆地板或墙壁等的脱落物引起铅中毒。

2.误食过量含铅药物

如一些市面上通过非正常渠道销售的中药、中成药中含有过量的铅，可致急性中毒。

3.职业性接触

如在周围有铅尘的环境中可经常吸入一定量铅质的铅业工人，在劳动防护不规范的情况下，可因长期慢性接触发生职业性铅中毒，其含铅的物品带回家中，可使他们的孩子经常吸入含有铅毒的尘埃，而发生有症状的铅中毒。

(三)病理生理机制

1.神经系统

铅很容易通过胎盘，而且由于发育中脑的内皮细胞不成熟，所以铅也容易通过血脑屏障，因而铅对发育中的中枢神经系统的损害尤其明显。铅可抑制神经元的增殖和分化，导致胶质细胞的提前分化，使胶质细胞和神经元之间的相互作用不能正常进行；铅还能蓄积于内皮细胞，直接破坏血脑屏障，也可损伤星形胶质细胞，使内皮细胞丧失屏障作用；铅还影响突触的形成，从而引起神经通路活动的复杂性降低，导致认知能力下降和行为改变。

2.消化系统

铅可直接作用于平滑肌，抑制其自主运动，同时抑制一氧化氮(NO)生成，使平滑肌痉挛引起腹痛、腹泻、便秘、消化不良等胃肠功能紊乱。消化道黏膜具有分泌铅的能力，所分泌的铅可破坏胃黏膜再生能力使胃黏膜出现炎症性变化，慢性铅中毒患者可出现萎缩性胃炎。铅绞痛发作时，由于小动脉收缩，常伴有面色苍白、暂时性血压升高、眼底动脉痉挛和肾小球滤过率降低等。急性铅中毒时，铅可直接损伤肝细胞，并使肝内小动脉痉挛引起局部缺血，发生急性铅中毒性肝病。

3.造血系统

铅中毒可导致贫血，其发生机制与血红蛋白合成障碍及溶血有关。铅可以抑制血红蛋白合成过程中一系列巯基酶的活性，引起卟啉代谢障碍，导致血红蛋白合成受阻、骨髓内幼红细胞代偿性增生。同时，铅可抑制红细胞膜 Na^{+}-K^{+}-ATP 酶的活性，使红细胞内 K^{+} 离子逸出，铅与红细胞表面的磷酸盐结合成不溶性的磷酸铅，使红细胞机械脆性增加，致细胞膜崩溃而溶血。急性铅中毒时溶血作用较明显，慢性铅中毒时则以影响卟啉代谢为主。

4.心血管系统

铅可使体内的氧自由基增多，产生脂质过氧化损伤，包括心肌细胞膜和心肌微粒体膜，并能影响心肌微粒体膜的阳离子转运酶，使主动脉等血管细胞内钙离子超负荷，心肌细胞内钙聚积，引起膜离子转运失常，使血管平滑肌的紧张性和张力增加引起高血压与心律失常。

5.肾脏

铅可影响肾小管上皮细胞线粒体的功能，引起肾小管功能障碍甚至损伤。急性铅中毒主要影响近曲小管，可出现细胞膜损伤、细胞肿胀、线粒体肿胀、破裂及基质内颗粒减少等。慢性中毒除损伤肾小管外，主要表现为进行性间质纤维化，开始在肾小管周围，逐渐向外扩展，肾小管萎缩与细胞增生同时并存。

(四)临床表现

急性铅中毒其临床特点为剧烈腹绞痛、贫血、中毒性肝病、中毒性肾病和多发性周围神经病。铅绞痛为急性铅中毒特征性临床表现，疼痛剧烈，患者多不能忍受，可伴大汗淋漓、血压升高甚至因疼痛应激发生休克，查体腹部多无明确压痛，临床症状与体征不符为其特点。其他主要表现还有头晕、全身无力、肌肉关节酸痛、不能进食、便秘或腹泻、肝脏肿大、肝区压痛、黄疸、血压升高等，个别患者可发生麻痹性肠梗阻。神经系统检查可发现四肢末端感觉减退，肌肉萎缩及肌无力。严重者发生铅麻痹，即垂腕、垂足症，铅毒性脑病，出现剧烈头痛、抽搐、谵妄、惊厥、木僵，甚至昏迷。实验室检查：除铅中毒指标明显升高外，如损害肝脏可有胆红素、谷丙转氨酶升高，引起溶血、出现贫血及网织红细胞比率升高。

慢性中毒——职业性铅中毒多为慢性中毒，临床上有神经、消化、血液等系统的综合症状。

(五)诊断依据

主要依据铅及其化合物接触史、有典型的临床症状和体征、尿中或血中铅浓度明显升高来确诊，临床上尚需与急性胃肠炎、急性胆囊炎、急腹症、急性阑尾炎、急性胰腺炎等临床急症鉴别，避免误诊。

(六)治疗原则

1.彻底清除毒物(洗胃、导泻、皮肤清洗)

用1%硫酸钠或硫酸镁洗胃，继之向胃内注入硫酸钠或硫酸镁 15～20g 使之形成不溶性硫化铅，然后再次洗胃以清除沉淀出的硫化铅，服用较大量牛乳或生蛋白可使剩存铅质成为不易溶解的盐类，并可保护胃黏膜，再用盐类泻药 1～2 次以导泻。

2.祛铅疗法

将依地酸二钠钙 15～25mg/kg 加于 5%葡萄糖液内配为 0.3%～0.5%溶液静脉滴注或缓慢静脉注射，使之成无毒的依地酸铅盐由尿排出。

3.治疗急性腹痛

如腹痛剧烈可选用山莨菪碱、甲氧氯普胺等以解除肠道痉挛，由静脉徐缓地注射10%葡萄糖酸钙10ml，除减轻腹绞痛外，还可促使铅在骨骼内沉着减低血铅浓度。

4.治疗急性脑症状

一般选用西地泮、副醛苯巴比妥钠等药物控制惊厥，严重患者可予20%甘露醇脱水降低颅内压。

5.如有肝肾功能损害

应相应予保肝、护肾等治疗，伴有感染者可予抗感染药物治疗。

四、河豚中毒

(一)概述

河豚中毒是一种因食用有毒河豚而导致的急性食物中毒，引起中毒的物质主要是河豚毒素。河豚中毒在全世界的分布很广，以日本、中国等国家为主，我国每年河豚中毒的病死率在20%以上，为历年各种食物中毒中最高者，日本也有类似情况。我国幅员辽阔，河豚中毒主要集中于出产该种鱼的沿海及我国长江、珠江等河流的入海口附近。其发病高峰在每年的冬春季节，日本主要在每年12月至次年2月，此时为河豚的繁殖季节，各组织毒力增高，所以中毒人数增多。

(二)中毒机制

河豚鱼的毒性是由其体内的河豚毒素(TTX)引起的，TTX为剧毒物质，一般来说，卵巢和肝脏含毒素量最多，故毒性也最大，其次是肾脏、血液、眼、腮和鱼皮等处。河豚毒素是一种非蛋白质、高活性的神经毒素，微溶于水，易溶于醋，在pH介于3～6时稳定，pH大于7时易被破坏，对光和热极稳定，100℃时6小时不能将其完全破坏。TTX通过与钠离子通道受体结合，阻断电压依赖性钠通道，从而阻滞动作电位，导致与之相关的生理活动障碍，主要是神经肌肉麻痹。毒素作用于脑干、运动神经、感觉神经和自主神经系统而引起中枢神经、肌肉神经、心血管和胃肠道功能障碍等临床特征。

(三)临床表现

中毒后症状出现的快慢、严重程度与个体差异和毒素摄入量有关。一般摄入毒素后出现典型中毒症状，通常症状轻者呈现自限性，表现为轻度乏力、吞咽不适等，大多数中毒严重者常在十余分钟后迅速发生呼吸麻痹和循环衰竭而致死。临床上将中毒分为4度：①Ⅰ度：口唇感觉异常、呕吐、腹泻和腹痛等肠胃症状；②Ⅱ度：有四肢和躯干感觉异常，末梢运动麻痹，但反射正常；③Ⅲ度：肌肉运动失调、失声、下咽和呼吸困难、心前区疼痛、发绀和低血压；④Ⅳ度：出现意识障碍、惊厥、呼吸麻痹、严重低血压和心律失常。

心电图检查可发现部分患者心电图异常，出现窦性心动过速或过缓、T波改变(双峰或增高)、Q-T间期延长、Ⅰ度房室传导阻滞和ST段缺血改变等。

(四)诊断

有食用河豚史，潜伏期为10分钟～3小时，具有相应的临床表现，应注意同食者是否有同样症状出现，河豚毒素不做常规检测。需与肉毒毒素中毒、中枢神经系统病变、脊髓病变、急性胃肠炎等鉴别。

(五)治疗方案

1.清除毒物

刺激咽部使之呕吐或口服1%硫酸铜溶液50～100ml催吐,必要时可用阿扑吗啡5mg皮下注射,随即用1∶5000高锰酸钾溶液或0.5%药用炭悬液洗胃,高位清洁灌肠及口服硫酸钠导泻。

2.药物治疗

适当补液并合用呋塞米(呋塞米)或甘露醇等利尿剂可加速毒物排泄,呼吸浅表时可用尼可刹米静滴兴奋呼吸中枢,同时给予吸氧,如出现呼吸停止时应即施行气管插管及机械通气,必要时做气管切开。重症患者可应用大剂量肾上腺皮质激素以保护重要脏器,紧急透析和血液灌流等血液净化治疗有助于体内毒素的清除,降低死亡率。抗胆碱药物有一定对抗毒素作用,东莨菪碱0.5mg或山莨菪碱20mg肌注或稀释后静注,每15～30分钟一次。

五、鱼胆中毒

(一)概述

鱼胆中毒指经食鱼胆而引起的一种急性中毒。鱼胆中含胆汁毒素,能损害人体肝、肾使其变性坏死,损伤脑细胞和心肌造成神经系统和心血管系统病变,以青鱼、草鱼和鲩鱼苦胆中毒最多见。

(二)中毒机制

(1)胆汁毒素进入细胞被溶酶体所获取,损害溶酶体的完整性,毒素引起线粒体肿胀,细胞能量代谢受阻,从而导致肾脏近曲小管上皮细胞坏死。尿N-乙酰-β-D氨基葡萄糖苷酶(NAG)广泛分布于机体各组织细胞,在肾内主要存在于肾小管上皮细胞溶酶体内,线粒体内有少量存在,中毒后尿NAG酶明显升高。由于溶酶体酶的释放,严重者可引起全身炎性反应综合征(SIRS)。

(2)鱼胆的毒性成分可通过抑制上皮碱性磷酸酶(AKP)、琥珀酸脱氢酶(SDH)等酶的活性加重细胞损伤,尤其是损伤肾小管线粒体并抑制线粒体酶系。胆汁毒素或其代谢产物还可以通过干扰肾小球滤过膜结构,而使滤过膜通透性增加,导致肾脏功能损害。

(3)鱼胆中毒后组织脂质过氧化过程增强,经黄嘌呤氧化酶体系和中性粒细胞激活途径产生的氧自由基增多,有抗脂质过氧化能力的红细胞超氧化物歧化酶(SOD)含量降低,过多的自由基使生物膜基本特性如构形、离子传递、酶活性、蛋白质和核酸基因发生改变,导致各器官功能代谢改变和组织器官器质性损伤,严重者出现急性肾功能衰竭。

(4)胆汁中水溶性鲤醇硫酸酯钠具有对热稳定性,且不被乙醇所破坏,故鱼胆生服、熟服或泡酒服均能引起中毒,同时鱼胆汁中含有氢氰酸物质,能抑制细胞色素氧化酶的活性,阻断生物氧化过程中的电子传送,使组织细胞不能利用氧,形成“细胞内窒息”。

(5)鱼胆汁中含组胺,其致敏作用使毛细血管通透性增加,造成器官的出血、水肿、炎性改变。

(三)病理改变

1.肾脏

肾脏损害以肾间质,特别是近曲小管变化最显著,肾间质明显充血、水肿,近曲小管上皮细胞肿胀,部分空泡变性及坏死,细胞坏死多呈点灶状分布,严重者呈大片坏死。

2.肝脏

肝细胞普遍水肿,部分细胞水样变性或胞质嗜酸性增强,可见点状或灶状以至较广泛坏死。部分肝细胞胞质内可见圆形空泡,电镜下肝细胞内较多脂滴,线粒体肿胀,部分细胞核膜皱缩,染色质边集或核固缩,肝窦面微绒毛减少或消失,肝窦扩张。

(四)临床表现

1.胃肠道症状

多发生在服鱼胆汁后14小时内,胆汁毒素及胆盐对胃肠道有强烈的刺激作用,可出现恶心、呕吐、腹泻、腹痛,因应激性溃疡可出现呕血、黑便。

2.肝肾损害表现

鱼胆中毒致多器官功能障碍综合征(MODS),以急性肾衰竭最为常见且严重,其发生率在50%以上,服鱼胆后1~4天出现少尿、无尿,颜面及双下肢水肿、腰痛,尿素氮、肌酐可明显升高,尿常规检查可有红细胞、白细胞、管型及蛋白尿。急性肝损害表现有乏力、食欲缺乏、皮肤巩膜黄染、肝脏肿大、肝区叩击痛等,严重时可出现腹水甚至肝性脑病。血清转氨酶、胆红素均明显升高。

3.心脏、神经损害表现

因中毒引起的SIRS进一步发展,可出现低血压和休克,损害心的传导系统可引起不同程度的房室传导阻滞,神经系统症状表现为头昏、头痛、烦躁不安,重者可有神经麻痹、昏迷、抽搐。

(五)诊断依据

(1)有明确食用鱼胆病史。

(2)出现胃肠道反应、肝肾功能损害的临床表现,患者可有心脏及神经系统损害症状。

(3)实验室检查提示肝肾功能受损。

应注意与急性胃肠炎、急性黄疸型肝炎、肾前性肾功能衰竭、急性肠梗阻等临床急症相鉴别。

(六)治疗原则

1.洗胃

由于鱼胆在胃内滞留时间较长,因此服后72小时内仍应洗胃。以6~10g活性炭+生理盐水或1%$NaHCO_3$洗胃,亦可服生鸡蛋或牛乳以保护胃肠黏膜。

2.糖皮质激素的应用

激素可抑制机体对毒素的敏感性,改善毛细血管通透性。同时可拮抗胆汁毒素作用和抗组胺致敏作用,稳定溶酶体膜免受损害,延缓甚至阻断SIRS和MODS的进程,可使用地塞米松10~20mg,每天2次,或甲泼尼龙琥珀酸钠40mg,每天1次,连用2~3天。

3.保护胃肠道黏膜屏障

鱼胆中毒时由于各种直接和间接的刺激作用,胃肠黏膜屏障功能破坏,易因肠道菌群易位导致肠源性感染,可应用血管活性药物在改善全身血液循环的同时改善胃肠道血液循环,尽早恢复肠内营养,补充谷氨酰胺促胃肠黏膜修复,微生物制剂有助于恢复肠道微生态平衡。

4.急性肾衰竭的治疗

早期甚至预防性透析,特别是血液透析或灌流是成功抢救急性肾衰竭确切有效的方法,病程越短，透析效果越好，经血透后其他脏器衰竭也随肾功能的改善而好转；同时应避免肾毒性药物的应用进一步加重肾功能衰竭。

5.其他治疗措施

有心脏及神经系统等功能损害者，治疗中应注意护心、护脑等。

六、毒蕈中毒

（一）概述

因误食毒蕈所致，以胃肠、心脏、中枢神经、肝肾等受损为特点的中毒类疾病。其临床表现因毒蕈所含成分及其毒性作用而异。

（二）毒蕈中毒分类

毒蕈是指食后可引起中毒的蕈类，毒蕈在我国有100多种，对人生命有威胁的有20多种，其中有剧毒可致死的有10种，分别是褐鳞环柄菇、肉褐麟环柄菇、白毒伞、鳞柄白毒伞、毒伞、秋生盔孢伞、鹿花菌、包脚黑褶伞、毒粉褶菌、残托斑毒伞。按各种毒蕈中毒的主要表现，大致分为4型。

1.胃肠炎型

由误食毒红菇、红网牛肝菌及乳菇等毒蕈所引起。潜伏期为10分钟至6小时。发病时表现为剧烈腹泻、腹痛等，但此类患者预后较好，病程一般从数小时至3天。

2.神经精神型

由误食毒蝇伞、豹斑毒伞等毒蕈所引起。其毒素为类似乙酸胆碱的毒蕈碱，潜伏期约6小时。发病时临床表现除肠胃炎的症状外，尚有副交感神经兴奋症状，如多汗、流涎、流泪、脉搏缓慢、瞳孔缩小等，用阿托品类药物治疗效果甚佳。少数病情严重者可有谵妄、幻觉、呼吸抑制等表现，部分病例有迫害妄想等类似精神分裂症表现，多数病例经治疗可康复，死亡率很低。

3.溶血型

因误食鹿花蕈等引起，仅占毒蕈中毒2.0%，其毒素为鹿花蕈素，潜伏期6～12小时。发病时除肠胃炎症状外，并有溶血表现，可引起贫血、肝脾肿大等体征。此型中毒可有头痛等中枢神经系统症状，给予肾上腺皮质髓及输血等治疗多可康复，死亡率不高。

4.中毒性肝炎型

毒蕈中毒因误食毒伞、白毒伞、鳞柄毒伞等所引起。其所含毒素包括毒伞毒素及鬼笔毒素，两大类共11种。鬼笔毒素作用快，主要作用于肝脏。毒伞毒素作用较迟缓，但毒性较鬼笔毒素大20倍，能直接作用于细胞核，有可能抑制RNA聚合酶，并能显著减少肝糖原而导致肝细胞迅速坏死。该型患者常于胃肠炎后1～2天出现“假愈期”，或仅感轻微乏力、食欲减退，此时谷丙转氨酶、谷草转氨酶已升高。因此，有学者提出应重视“假愈期”的治疗。之后典型表现为恶心、呕吐、腹部不适、食欲缺乏、肝区疼痛，伴黄疸和出血倾向。如能积极有效治疗，2～3周后渐趋恢复；少数患者呈暴发型经过最终死亡。此型中毒病情凶险，如无积极治疗死亡率甚高。

（三）治疗原则

1.加快毒物排出

及时催吐，尽快给予洗胃，在中毒的24小时内反复洗胃。洗胃后成人口服活性炭50～

100g,用水调服,并予硫酸镁或甘露醇导泻。

2.对症与支持治疗

对各型中毒的肠胃炎症状,应积极纠正脱水、酸中毒及电解质紊乱,阿托品可用于缓解腹痛、吐泻等胃肠道症状。

3.特殊治疗

毒伞、白毒伞等毒蕈中毒用阿托品治疗常无效,含巯基的解毒药保护了体内含巯基酶的活性,治疗此类毒蕈中毒有一定的效果,常用二巯丁二钠和二巯丙磺钠。中毒性肝炎者给予葡醛内酯、甘草酸二铵、多种维生素和新鲜血浆等治疗,急性肾衰竭型在少尿期应及时予血液透析治疗。对有精神症状或有惊厥者应予镇静或抗惊厥治疗,并可试用脱水剂。肾上腺皮质激素适用于溶血型毒蕈中毒及其他重症中毒病例,特别是有中毒性心肌炎、中毒性脑炎、严重的肝损害及有出血倾向的病例皆可应用。

七、亚硝酸盐中毒

(一)概述

一些蔬菜如白菜、芹菜、萝卜、甜菜、莴苣、韭菜等含较多硝酸盐或亚硝酸盐;有些井水(特别是苦井水)亦含有硝酸盐及亚硝酸盐。如大量食用后,在胃肠功能障碍及胃酸过低时,过量繁殖的肠内硝酸盐还原菌(包括大肠杆菌和沙门菌属)使进入体内的硝酸盐还原成亚硝酸盐而中毒。嗜硝酸盐蔬菜若腐败变质或腌制不透,煮熟的蔬菜放置时间过长,苦井水或含硝酸盐较多的水在铁锅内加热过夜后,可产生亚硝酸盐,摄食过多均可发生中毒。食用硝酸盐加工的香肠、午餐肉、咸肉及误将亚硝酸盐做食用盐食用等,都可能引起急性中毒。

(二)中毒机制

亚硝酸盐中毒量为0.3～0.5g,致死量为3.0g。硝酸盐在人肠道细菌的硝基还原酶作用下转变为亚硝酸盐,亚硝酸盐吸收后使血红蛋白二价铁氧化为三价铁形成高铁血红蛋白,失去携氧的能力,造成机体缺氧。中枢神经系统对缺氧最敏感,可引起呼吸困难、循环衰竭、中枢神经系统的损害。由于亚硝酸盐对平滑肌有松弛作用,特别是小血管平滑肌更易受影响,故中毒时可造成血管扩张、血压下降。亚硝酸盐也可在体内形成,当胃肠功能紊乱、贫血、患肠寄生虫病及胃酸浓度下降时,可使胃肠道内硝酸盐还原菌大量繁殖,如此时大量食用亚硝酸盐含量较高的蔬菜,可使肠道内亚硝酸盐形成速度过快,而机体又不能及时将亚硝酸盐分解为氨,此种亚硝酸盐大量吸收后引起中毒,常称为“肠源性发绀症”。

(三)临床表现

1.潜伏期

一般在食后0.5～3小时起病,长者可达20小时。

2.中毒症状

多表现为全身皮肤及黏膜不同程度的发绀,尤以口唇及指甲处明显。严重缺氧可致心肌损伤、意识障碍和昏迷。此外,还有恶心、呕吐、腹痛、腹泻、头晕、头痛、心悸等;严重患者可因呼吸衰竭或循环衰竭而死亡。

(四)诊断

血高铁血红蛋白的测定有助于诊断,确诊则需呕吐物或食物中亚硝酸盐的检测。此外,尿亚硝酸盐检测有助于诊断。鉴别诊断：需除外引起高铁血红蛋白的其他因素，如芳香族氨基硝基化合物中毒（如苯胺、硝基苯等），除有高铁血红蛋白血症表现外，还常有中毒性肝损害及溶血性贫血表现。

（五）治疗方法

1.一般治疗

误服时应立即催吐，温水洗胃，以及吸氧。

2.特效治疗

适量的亚甲蓝可以使高铁血红蛋白还原成为血红蛋白。用法：1%亚甲蓝 1～2mg/kg 体重（成人 5～10ml）加入 25%或 50%葡萄糖溶液 40ml 中缓慢静脉注射。如注射后 1 小时内发绀不见消退，可重复全量或半量一次。辅酶 A 和维生素 B_{12} 能增强亚甲蓝疗效，可同时应用。大剂量维生素 C 可作为辅助治疗。用法：每次 0.5～1.0g，加入 25%～50%葡萄糖 20～40ml 中静脉注射或加入 10%葡萄糖 300～500mg 静脉滴注，每天 2 次；也可口服，每次 500～600mg，每天 3 次。

3.对症及支持治疗

对心肺功能受影响的患者还应对症处理，如用血管活性药、呼吸兴奋剂等。根据病情需要选用抗生素。如病情严重可输新鲜血或采用换血疗法。

（六）预防

不食腐烂的蔬菜；不在短时间内食大量叶菜类蔬菜；食剩的熟菜不可在高温下存放长时间后再食用；不食新腌制的蔬菜，至少腌至 15 天以上再食用；严禁食用苦井水、过夜的蒸锅水；肉制品中硝酸盐和亚硝酸盐用量要严格按国家卫生标准规定，不可多加；防止错把亚硝酸盐当食盐或碱面用。

八、沙门菌食物中毒

沙门菌属为革兰阴性杆菌，种类繁多，在我国引起食物中毒的沙门菌主要是鼠伤寒沙门菌、猪霍乱沙门菌、肠炎沙门菌。

（一）概述

沙门菌食物中毒全年都可发生，多见于夏秋两季，尤以 5～10 月发生最多，5 岁以下幼儿发病率较高。中毒食品以动物性食品为多见。中毒原因主要是由加工食品用具、容器或食品存储场所生熟不分，交叉污染，食前未加热处理或加热不彻底引起。

（二）中毒机制

主要的病变部位在小肠，但也可累及结肠。肠道内大量细菌及菌体崩解后释放出来的内毒素，对肠黏膜及肠壁神经和血管有强烈刺激性，引起肠道黏膜肿胀、渗出和运动功能失调，出现不同程度的消化道症状。患者腹泻可排出大量细菌，具有传染性。沙门菌侵入血流可停留于任何部位，导致胃、关节、脑膜、胸膜或其他部位的化脓性病变。

（三）临床表现

1.潜伏期

一般 12～36 小时，最短者 6～8 小时，长者 48～72 小时。

2.起病急骤

潜伏期和临床表现视病菌种类的不同而异。

（1）急性胃肠炎型：最为多见，以鼠伤寒沙门杆菌及肠炎沙门杆菌最多见。主要有畏寒、发热,体温可高达39℃以上,呕吐、腹痛、腹泻,每日数次至数十次,稀水便,黄绿色,有恶臭,可有脓血便及里急后重,吐泻严重者有脱水征、酸中毒及休克。病程一般2～4天,偶有长达1～2周者,重者可因循环衰竭而死亡。

(2)类感冒型:头晕、头痛、发热、鼻塞、咽喉炎、全身酸痛等上呼吸道症状,或伴胃肠道症状。

(3)类伤寒型:致病菌除副伤寒沙门杆菌外,猪霍乱沙门杆菌亦常见。潜伏期3～10天,持续高热,体温可达40℃以上,头痛、四肢痛、全身乏力,亦可有相对缓脉、脾大、腹泻,很少有肠出血或穿孔,有时在唇周及舌面出现疱疹。病程10～14天。

(4)类霍乱型:起病急,剧烈呕吐、腹痛、腹泻,大便米汤样,高热、畏寒、全身乏力。可迅速出现严重脱水,重者表现为周围循环衰竭,发绀、抽搐、惊厥及昏迷,可因循环衰竭死亡。

(5)败血症型:儿童及体弱者易感染此型,起病急骤,高热、寒战,持续1～3周,有胃肠道症状及肝脾肿大,黄疸及谵妄偶见。并发化脓性病灶如骨髓炎、脑膜炎、心内膜炎等时,发热可迁延数月或反复急性发作。

(四)诊断

1.病史

患者有进食变质食物、海产品、肉类、蛋类等病史,如共餐者短时间内集体发病,症状相似,有重要诊断参考价值。

2.临床表现

以发热、头痛、胃肠道症状为主,伴有其他症状,体温升高明显,常达40℃或以上。

3.实验室检查

收集可疑食物、患者呕吐物、粪便等标本进行细菌学检验,分离出病原菌株或菌体抗原凝集效价增高4倍以上有诊断意义。

4.鉴别诊断

(1)胃肠炎型伤寒应与金黄色葡萄球菌、副溶血弧菌、变形杆菌引起的食物中毒及化学毒物与生物引起的胃肠炎相鉴别。

(2)伤寒型和败血症型应与伤寒及副伤寒相鉴别,典型伤寒有玫瑰疹、相对缓脉、肝脾肿大,可发生肠穿孔、肠出血等并发症,而伤寒型及败血症型沙门菌感染则罕见或无,血清肥大反应及血、尿、便培养有助于鉴别。

(3)局部化脓感染型与其他细菌感染引起的局部感染,临床上很难区别,需通过局部病灶脓液培养以鉴别。

(五)治疗方法

1.一般治疗

中毒时间短者可行催吐洗胃,给予活性炭30～50g口服;中毒时间较长者,可给活性炭30～50g口服,硫酸钠20～30g口服导泻。已存在严重吐泻者,不必行催吐洗胃和导泻。

2.病原治疗

(1)急性胃肠炎型及类感冒型:予易消化的清淡饮食,多饮水,吐泻剧烈应及时静脉补液并纠正电解质、酸碱失衡。

(2)类伤寒型、败血症型、类霍乱型及严重的胃肠炎型，除上述治疗外，应选用抗生素，如青霉素类、喹诺酮类药物。视病情可短期应用地塞米松5～10mg/d静脉滴注，同时注意防治并发症。如已分离出致病菌类型，应根据其药敏结果选用药物，疗程依具体情况而定。

3.对症治疗

高热予物理降温、解热镇痛药；腹痛剧烈者，可用阿托品或山莨菪碱解痉止痛；腹泻严重时应用止泻药；抗休克与循环衰竭的抢救。

(六)预防措施

不食用病死牲畜肉，控制感染沙门菌的病畜肉类流入市场。加工冷荤熟肉一定要生熟分开。低温冷藏食品控制在5℃以下，避光、隔氧效果更佳。高温杀灭细菌。烹调时肉块不宜过大，肉块深部温度须达到80℃以上，持续12分钟；禽蛋煮沸8分钟以上等。

九、葡萄球菌食物中毒

葡萄球菌为革兰阳性、兼性厌氧菌。食物中毒是由于摄入葡萄球菌产生的肠毒素而引起。

(一)概述

葡萄球菌分布广泛，其中能产生肠毒素的主要为金黄色葡萄球菌和表皮葡萄球菌。葡萄球菌肠毒素已知有A、B、C_1、C_2、D、E、F_8个血清型，引起食物中毒50%是A型，其次是D、B、C型。食物中的肠毒素耐热力很强，一般烹调温度不能将其破坏，还可保持毒力而致病。本病以夏秋两季发病为多，病愈后免疫力不持久，发病与细菌本身无关，故认为本病无流行性、传染性。

(二)临床表现

1.潜伏期

一般为2～6小时。

2.主要症状

为恶心、剧烈呕吐，腹痛、腹泻等。体温一般正常或低热。可因多次腹泻及呕吐导致脱水。儿童对肠毒素比成人更敏感，故其发病率高、病情重。本病病程一般较短，1～2天内即可恢复，预后一般良好。

(三)诊断

(1)有食入可疑污染食品及集体发病史。

(2)病因诊断则需行细菌和肠毒素检验。呕吐物直接涂片染色，在显微镜下可见大量葡萄球菌。取可疑食物及呕吐物培养，可见金黄色葡萄球菌生长，但没有金黄色葡萄球菌生长并不意味着没有肠毒素存在。所以必须同时测量肠毒素。采用酶联免疫吸附法(ELISA)可直接检测样本中的肠毒素，肠毒素阳性为诊断的重要依据。

(四)治疗

(1)本菌食物中毒，主要是由本菌产生的肠毒素引起，病程有自限性。

(2)治疗以输液，维持水、电解质平衡为主，呕吐剧烈，腹痛腹泻等给予对症处理。

(3)一般不用抗菌药物。重症或有明显败血症者，应根据药物敏感试验结果选用有效抗生素，不可滥用广谱抗生素，以防引起肠内菌群失调。

十、肉毒杆菌食物中毒

肉毒杆菌中毒，是由革兰阳性厌氧肉毒素梭状芽孢杆菌，在缺氧情况下大量繁殖并产生外毒素所致。中毒以神经系统症状为主,病死率较高。

(一)概述

肉毒杆菌可分为A、B、Cα、Dβ、D、E、F、G8型。各型产生抗原性不同的外毒素,其中A、B、E三型对人体有致病力。我国A、B、E三型均有发生,但以A、B型为主,E型仅部分地区有报道。肉毒杆菌广泛存在于土壤及家畜的粪便中,亦可黏附于蔬菜、水果和谷物上,豆制品(臭豆腐、豆豉)和面制品(面酱、发酵馒头)亦可受本菌污染,最易受污染的是火腿、罐头食品。在缺氧情况下,细菌大量繁殖而产生毒性强的嗜神经外毒素。人食入这些含毒素的食品后,即可发生中毒。成人致死量为0.01mg。肉毒杆菌外毒素阻断周围神经突触释放乙酰胆碱,使神经肌肉接头处传导发生障碍,致使全身骨骼肌持续软瘫,表现为一系列神经麻痹症状。婴儿型肉毒中毒的病因与其他类型不同。婴儿食入被肉毒杆菌污染的蜂蜜等食物后,存在于其中的肉毒杆菌在婴儿肠道中繁殖产生外毒素而致病,婴儿可因突然发病造成猝死。

(二)临床表现

1.潜伏期

6~36小时,长者可达8~12天。潜伏期越短病情越严重,病死率就越高。

2.以神经系统症状为主

前驱症状可出现全身乏力、头晕、头痛、步态不稳,可有食欲减退、恶心、呕吐、腹痛、腹泻等消化系统症状。眼部神经损害出现视力减退、视物不清、眼睑下垂、复视、斜视、瞳孔扩大及对光反射迟钝等。随后还有咀嚼、吞咽困难、呛咳、言语不清、咽反射减弱或消失,面肌麻痹使患者表情呆板。肌肉运动神经麻痹,患者出现无力、头下垂、肢体瘫软。分泌功能障碍,患者的泪腺、汗腺及唾液腺分泌减少。后期可因膈肌神经麻痹出现呼吸浅表、呼吸困难,最终发生呼吸衰竭。轻症患者一般体温正常,但脉搏加快,体温与脉搏成反比。胃肠道症状较轻,神志始终清楚,神经系统检查无病理性反射出现。血、尿、便常规,脑脊液,肝功能和脑电图等可正常。患者于4~10天逐渐恢复正常。一般呼吸困难、吞咽及语言困难首先解除,随后其他肌肉肌力也逐渐恢复,视觉障碍恢复较慢,有时需数月之久。

(三)诊断

(1)有进食家庭自制豆类发酵食品或其他易被肉毒杆菌污染食品史。

(2)出现肉毒杆菌中毒的特殊临床表现。

(3)细菌学检验可检出肉毒杆菌毒素。

(四)治疗

1.清除毒物

(1)催吐:但对于咽反射减退或消失的患者不能进行催吐。

(2)洗胃:可用清水,1∶5000高锰酸钾溶液或2%碳酸氢钠液洗胃。宜反复洗胃,以破坏和氧化外毒素。

(3)吸附、导泻:用活性炭25~30g吸附毒素,硫酸镁15~30g导泻。

2.特效解毒剂-肉毒杆菌抗毒素治疗

病情严重者静脉注射,病情轻者肌内注射,中毒型别不清时,给予ABE混合多价肉毒抗毒素,在发病24小时或在神经麻痹给药效果最好。应用前做过敏试验,如试验阳性则脱敏给药。

(1)过敏试验:将抗毒素用生理盐水稀释10倍后,皮内注射0.1ml,30分钟后观察。如注射部位无红肿则为阴性,如出现直径大于0.5cm红肿则为阳性,需按脱敏方法注射。

(2)用法:过敏试验阴性后,用抗毒素5万~10万U静注或肌注,也可静脉及肌肉各用半量注射,必要时6小时以后重复1次,儿童与成人同量。若中毒型别确定后,只注射同型肉毒抗毒素即可,每次1万U。使用前应将抗毒素在37℃左右温水中加温片刻,以免因温度过低引起不良反应。注射时速度要缓慢,开始不超过1ml/min,以后也不得超过4ml/min。

3.对症处理

(1)呼吸困难予吸氧,注意保持气道通畅,必要时气管插管或切开,用呼吸机辅助呼吸。

(2)吞咽困难时,用鼻饲或胃肠外应用,及时清除口腔内分泌物,防止吸入性肺炎。

(3)应用抗生素防止感染,因氨基糖苷类抗生素可加重症状,故禁用。

(4)补液维持水、电解质平衡。

(5)严格卧床,忌用麻醉剂、镇静剂。

4.创口局部治疗

清创、换药防止伤口感染,局部涂抗菌药物。

5.婴儿肉毒中毒

一般不用抗毒素,用青霉素口服或肌注,以减少肠道内肉毒杆菌数量,防止毒素产生和吸收。

第二节　农药中毒

本节概述农药的种类、农药中毒的分类,对农药中毒者采取的救治原则和针对性的措施,同时阐明农药中毒的预防方法,便于在农药中毒救治的同时做好宣传教育。

一、农药的种类

农药的种类不同其作用机制和中毒机制也不同,救治原则和措施有所区别。了解农药的基本分类,便于掌握农药中毒时急救原则。依据应用目的不同,农药的分类方式有多种。

1.根据作用对象不同

可分为杀虫剂、杀菌剂(用来防治植物病原微生物的化学物质)除草剂、杀螨剂、杀鼠剂、杀线虫剂、植物生长调节剂、杀软体动物剂等。其中鉴于灭生性除草剂百草枯近年使用广泛,是广大乡村农药中毒(自杀)的重点药物。对影响神经传导的杀虫剂中毒机制研究较清楚,如有机磷类、氨基甲酸酯类主要影响乙酰胆碱酯酶活性,有机氯类、氨基甲酸酯类主要影响细胞膜离子通道。对影响能量代谢、作用于内分泌系统等的农药对人体危害的研究较少。

2.根据原料来源

也可分为四类:无机农药、植物性农药、微生物农药、有机合成农药。考虑到使用效果,目前国内以使用毒性相对高的有机合成农药为主。

3.杀虫剂依化学结构不同

可分为四类:包括有机氯类如六六六、滴滴涕,有机磷类如甲胺磷、敌敌畏,氨基甲酸酯类如灭多威、残杀威，拟除虫菊酯类如溴氰菊酯、高效氯氰菊酯等。其中有机磷类、氨基甲酸酯类农药一般急性毒性高，有机氯类农药残留毒性时间长，拟除虫菊酯类农药使用广泛。杀虫剂根据作用方式又可分为：触杀剂、胃毒剂、内吸剂、熏蒸剂、拒食剂、引诱剂、不育剂、昆虫生长调节剂等。有些农药往往有多种作用方式，如烯丙菊酯既具有触杀作用又具有熏蒸作用。

二、农药中毒分类

根据我国《农药管理条例》，目前我国所称的农药是指用于预防、消灭或者控制危害农业、林业的病、虫、草和其他有害生物，以及有目的地调节植物、昆虫生长的化学合成，或者来源于生物、其他天然物质的一种物质或者几种物质的混合物及其制剂。因此，农药包括的范围很广，医药、化妆品直接作用于人体，农药直接（如误食自食、直接接触）或间接（通过食物、饮水、空气）作用于人体。

农药一般都是有毒品，在使用接触农药的过程中，农药进入人体内超过了正常人的最大耐受量，使人的正常生理功能受到影响，出现生理失调、病理改变等，如呼吸障碍、心搏骤停、休克，昏迷、痉挛、激动、不安、疼痛等症状，以及内分泌紊乱、精神失常、“三致”等，这些都是农药中毒现象。

（一）按中毒症状出现的快慢分

按农药中毒症状出现的快慢可分为急性毒性、亚急性毒性、慢性毒性。

1.急性中毒

农药被人一次口服、吸入或皮肤接触量较大，在 24 小时内就表现出中毒症状。

2.亚急性中毒

一般是人在接触农药 48 小时内出现中毒症状。时间较急性中毒较长，症状表现较缓慢。

3.慢性中毒

长期接触较小剂量农药，容易产生累积性慢性中毒。农药进入人体后累积到一定量才表现出中毒症状，一般不易被察觉，诊断时往往被认为是其他症状。所以慢性中毒易被人们忽略，一旦发现，为时已晚，在日常生活中长期接触、吸入了卫生杀虫剂、食用了农药残留量超标的蔬菜、水果，饮用了农药残留量超标的水等，可引起累积性慢性中毒。

（二）按中毒途径分

按中毒途径可分为经口毒性、经皮毒性、吸入毒性、皮肤刺激毒性、眼睛刺激毒性

1.经皮毒性

农药通过皮肤黏膜吸收引起的中毒。如不穿防护服，不戴手套施药，迎风喷药药液吹到了操作者身上或眼内，均会引起经皮中毒。

2.吸入毒性

农药从呼吸道吸入引起的中毒。很多具有熏蒸作用的农药和容易挥发成气体的农药，在喷药过程中不戴口罩，贮藏农药的地方不通风或将农药放在人住的房内，都会因吸入了农药而引起吸入中毒。

3.经口毒性

通过嘴和消化道吸收引起的中毒，如在喷药时不按操作规程，不洗手就吃东西、喝水、抽烟，食用拌了农药的种子，长期食用农药残留量超标的瓜、果、蔬菜等，都能引起经口中毒。

4.眼睛刺激毒性

眼睛疼痛，结膜、虹膜、角膜可能出现血管充血、水肿、分泌物增多等。

5.皮肤刺激毒性

可表现为皮肤烧灼、水肿、红斑等。

(三)按中毒产生的原因分

按农药中毒产生的原因可分为职业性中毒(又称生产性中毒)、生活性中毒和人为染毒。

1.生产性中毒

生产性中毒指农药在生产、运输、销售、保管、使用等过程中，不按安全操作规程操作发生的中毒。如生产车间缺乏有效的防护措施，设备有跑、冒、滴、漏，通风欠佳，缺乏个人防护及违反安全操作规程等。运输及使用时忽视个人防护及违反操作规程等，如包装破损，配药时不戴防护手套和口罩，逆风喷洒，皮肤和衣服污染药液后未及时清洗等。

2.生活性中毒

生活性中毒指在生活中因接触农药发生的中毒。滥用、误服、误用农药，如室内喷洒DDVP，使用过量农药，误食拌有杀虫剂或灭鼠剂的粮食、毒饵，饮食被农药污染的水果、蔬菜、食物、水源，吸入被农药污染的空气，食用被杀虫剂、灭鼠剂毒死的家禽、家畜、野生动物及鱼、虾等。

3.人为染毒

如自杀、他杀、突发农药污染事件。

(四)按中毒对人体损害程度分

以农药中毒后对人体损害程度或引起病情的不同可分为轻度、中度、重度中毒。

如有机磷杀虫剂急性中毒多在12小时内发病，若口服立即发病，可按病情分为轻、中、重三类，救治时因病情轻重选择阿托品化的用药方式不同。

1.轻度中毒

头痛、头昏、恶心、呕吐、多汗、无力、胸闷、视力模糊、胃口不佳等，全血AchE活力一般降至正常值的50%～70%。

2.中度中毒

除上述症状外，还出现轻度呼吸困难、肌肉震颤，瞳孔缩小、精神恍惚、步态不稳、大汗、流涎、腹痛、腹泻等，全血AchE活力一般为正常值的30%～50%。

3.重度中毒

除上述症状外，还出现昏迷、抽搐、呼吸困难、口吐白沫、肺水肿、瞳孔缩小、大小便失禁、惊厥、呼吸麻痹等。全血AchE活力一般降至30%以下。

三、农药急性毒性与分级

农药中毒中大量的是急性中毒，据世界卫生组织估计，全球农药急性中毒每年约500万起，我国每年发生数万起。根据1991年国家卫生部颁布的《农药安全性毒理学评价程序》和《农药登记毒理学试验方法(GB1 5670—1995)》，就我国农药急性毒性，以对哺乳实验动物(大鼠)的急性LD_{50}大小分为剧毒、高毒、中等毒、低毒四级。

随着高毒农药对人畜生命安全以及对生态与环境危害认识的深入，使其受到应有的限用或禁用。毒性低、污染很小的植物、昆虫生长调节剂，天然农药及水剂等新型农药的开发与应用越来越多，2001 年 4 月 12 日农业部发布的“农药登记资料要求”，增加了微毒级，如表 8-1 所示。

表 8-1　农药产品毒性分级及其标志

毒性分级	大鼠 LD$_{50}$(mg/kg 或 mg/M$_3$)		标签上的显示标志	
	经口	经皮	吸入	描述(用红字)
剧毒	≤5	≤20	≤20	剧毒
高毒	5～50	20～200	20～200	高毒
中等毒	50～500	200～2000	200～2000	中等毒
低毒	500～5000	2000～5000	2000～5000	低毒
微毒	>5000	>5000	>5000	

1994 年国家卫生部颁布的《食品安全性毒理学评价程序》将化学物质急性毒性分六级(GB15 193.3-94)，见表 8-2。

WHO 推荐将外来化合物毒性分五级，见表 8-3。

表 8-2　环境有害物质急性毒性(LD$_{50}$)剂量分级

级别	大鼠口服 LD$_{50}$(mg/kg)	相当于人的致死剂量	
		g/kg	g/人
极毒	<1	稍尝	0.05
剧毒	1～50	500～4000	0.5
中等毒	51～500	4000～3 万	5
低毒	501～5000	3 万～25 万	50
实际无毒	5001～15 000	25 万～50 万	500
无毒	>15 000 >50 万	2 500	

表 8-3　外来化合物急性毒性分级(WHO)

毒性	大鼠一次经口 LD$_{50}$(mg/kg)	兔经皮 LD$_{50}$(mg/kg)	对人可能致死的估计量	
			g/kg	g/人
剧毒	<1	<5	<0.05	0.1
高毒	1－	5－	0.05－	3
中等毒	50－	44－	0.5－	30
低毒	500－	350－	5－	250
实际无毒	5000－	2180－	>15	>1000

另外，有些农药不仅具有较高的毒性，还有二次中毒、三次中毒的危害，如急性灭鼠剂氟乙酰胺、毒鼠强等。

四、慢性中毒

长期接触农药，包括生产加工、使用、被动吸入、接触等造成慢性中毒，后果严重的出现致畸、致癌、致突变、致残等，甚至死亡。如调查发现某八氯二丙醚(S_2)生产厂10年中，生产工人肺癌发病率高达50%以上。又如萘作为防蛀剂具有潜在致癌作用，对二氯苯蒸气引起中枢神经系统(CNS)抑制、黏膜刺激，为动物致癌物；菊酯类农药是卫生杀虫剂应用较为普遍的，其毒性虽较低但可引起神经行为改变，对中枢神经系统有影响。

农药的“三致”试验是在动物身上进行，不能完全简单机械地推到人体身上。有些药物需经多年使用才发现其明显的毒性，如DDT自20世纪40年代使用，约30年后才发现其高蓄积性。总之，慢性中毒的表现虽不像急性毒性那样“立竿见影”，但其一旦造成危害往往后果严重，在治疗上比较困难。

五、急性中毒的一般救治原则

由于不同农药作用机制不同，农药急性中毒可能有不同的中毒症状，一般表现为恶心呕吐、呼吸障碍、心搏骤停、休克、昏迷、痉挛、激动、烦躁不安、疼痛、肺水肿、脑水肿等，为了尽量减轻症状和死亡，必须及早、尽快、及时地采取急救措施，包括现场紧急处理和送医院救治。

由于不同农药中毒作用机制不同，具体救治方法不尽相同，作为非职业医护人员也无须全部掌握，但一般急救原则应了解和掌握，包括以下几方面。

(一)去除农药污染源

去除农药污染源，防止农药继续进入人体内，是急救中重要的措施之一。

1.经皮引起的中毒者

应立即脱去被污染的衣裤，迅速用温水冲洗干净，或用肥皂水冲洗(美曲膦酯除外，因其遇碱后会变为毒性更高的敌敌畏)，或用4%碳酸氢钠溶液。

2.若眼内溅入农药

立即用生理盐水冲洗20次以上，可能的情况下滴入2%可的松和0.25%氯霉素眼药水，疼痛剧烈者，可滴入1%～2%普鲁卡因溶液。

3.吸入引起中毒者

立即将中毒者带离现场到空气新鲜的地方，并解开衣领、腰带，保持呼吸畅通，除去假牙，注意保暖，严重者送医院抢救。

4.经口引起中毒者

应及早引吐、洗胃、导泻或对症使用解毒剂。

(1)引吐：是排除毒物很重要的方法：①先给中毒者喝200～400ml水，用干净手指或筷子等刺激咽喉部引起呕吐；②用1%硫酸铜液每5分钟一匙，连用3次；③用浓食盐水、肥皂水引吐；④用中药胆矾3g、瓜蒂3g研成细末一次冲服；⑤砷中毒用鲜羊血引吐。

注意事项：引吐必须在人神志清醒时采用，昏迷时不能采用，以免因呕吐物进入气管造成危险，呕吐物应留下以备检查用。

(2)洗胃：引吐后应早、快、彻底地进行洗胃，这是减少毒物在人体内存留的有效措施，洗胃前要去除假牙，根据不同农药选用不同的洗胃液，见表 8-4。

表 8-4　农药中毒后常用洗胃液

农药类别	常用洗胃液
有机磷农药	2%碳酸氢钠溶液(美曲膦酯除外)
氨基甲酸酯类	2%碳酸氢钠溶液(美曲膦酯除外)
拟除虫菊酯类	含活性炭的等渗盐水
磷化锌	1∶5000 高锰酸钾溶液
有机氟、硫、锡农药	1∶5000 高锰酸钾溶液
其他农药和不明农药	清水

注意事项：①若神志尚清醒者，自服洗胃剂；神志不清者，应先插气管导管，以保持呼吸道畅通，要防止胃内物倒流入气管。在呼吸停止时，可进行人工呼吸抢救。②抽搐者应控制抽搐后再行洗胃。③服用腐蚀性农药的不宜采用清胃，引吐后口服蛋清及氢氧化铝胶、牛奶等以保护胃黏膜。④最严重的患者不能插胃管，只能用手术剖腹造瘘洗胃，这仅在万不得已时采用。

(3)导泻：毒物已进入肠内，只有用导泻的方法清除毒物。导泻剂一般不用油类泻药，尤其是苯做溶剂的农药。可用硫酸钠或硫酸镁 30g 加水 200ml一次服用，再多饮水加快导泻。有机磷农药重度中毒呼吸受到抑制时，不能用硫酸镁导泻，避免镁离子大量吸收加重呼吸抑制。

(二)加快药物毒物排泄

及早排出已吸收的农药及其代谢物，可采用吸氧输液、透析等方法。

1.吸氧

气体状或蒸气状的农药引起中毒，吸氧后可促使毒物从呼吸道排除出去。

2.输液

在无肺水肿、脑水肿、心力衰竭的情况下，可输入 10%或 5%葡萄糖盐水等，促进农药及其代谢物从肾脏排除出去。

3.透析

选用血液透析、腹膜透析、血液滤过、血液灌流、换血、利尿等方法清除已进入体内的毒物。

4.特效治疗

一些毒物中毒有特效解毒剂，例如有机磷中毒可用阿托品和胆碱酯酶复能剂(如解磷定)解毒，氟乙酰胺中毒可用乙酰胺解毒，抗凝血杀鼠剂可用特效解毒药维生素 K_1 治疗等。

5.对症支持治疗

如纠正缺氧，维持水、电解质及酸碱平衡，保护实质脏器，防治继发感染，加强营养支持等。

六、农药中毒的预防

防止农药中毒的关键在于科学积极的预防，如尽量了解更多的农药毒理、理化性质、药效等信息，尤其是毒理信息，科学选用药物，按说明的方法、剂量、场所使用，职业工作者加强个人防护等。广大医务工作者应加强宣传。

(一)按规定使用农药

使用者要严格执行国家相关部委关于部分农药禁用、限用、限量的规定。

1.高毒农药

不准用于防治卫生害虫与人畜皮肤病。氟乙酰胺等剧毒农药禁止在农作物上使用,不准做杀鼠剂。不准用于蔬菜、茶叶、果树、中药材等作物。

2.高残留农药

六六六、滴滴涕、氯丹,不准用于防治卫生害虫,不得在果树、蔬菜、茶树、中药材、烟草、咖啡、胡椒、香茅等作物上使用。

3.禁用农药

(1)敌敌畏不得加入气雾剂、喷射剂或点燃熏蒸室内应用。

(2)禁止盲目混配使用杀虫灭鼠剂,禁止使用未经农业部登记审批的有效成分。

(3)禁止用农药毒鱼、虾、青蛙和有益的鸟兽。

4.限量、限时应用

WHO要求,不同的杀虫剂在蚊香、气雾剂、饵剂、粉剂等剂型中都有最高限量。用于粮食作物、蔬菜、瓜果、茶叶等植物的农药,均有安全间隔期(最后一次施药离收获的时间)。

(二)农药的购买、运输和保管

(1)农药由使用单位指定专人或正常成人购买。

(2)运输农药时,应先检查包装是否完整,搬运农药时要轻拿轻放。

(3)农药不得与粮食、蔬菜、瓜果、食品、日用品等混载混放。

(4)农药厂、经销商等农药集中场所,设专用库、专用柜和专人保管。

(三)农药的安全生产

生产企业应严格执行《农药生产管理办法(国家发展和改革委员会令第23号)》。

(1)具备相应的人员、厂房、生产设施和卫生环境、管理制度、产品质量保证体系。

(2)符合国家环境保护要求的污染防治设施和措施,“三废”治理设施和措施。

(四)农药使用中的注意事项

(1)配药、布放毒饵时人员要戴防护手套,严禁用手直接取药、拌药。

(2)大风和中午高温时应停止喷药,不得顶风施药。

(3)药桶、管路有渗漏,应检修好再用。

(4)用药工作结束后,要及时将喷雾器清洗干净。清洗药械的污水应选择安全地点妥善处理。

(五)施药人员的选择和个人防护

(1)凡体弱多病者,哺乳期、孕期、经期的妇女,皮肤损伤未愈者不得喷药。

(2)施药人员须戴防毒口罩,穿长袖上衣,长裤和鞋、袜。在操作时禁止吸烟、饮食,不能用手擦嘴、脸、眼睛。工作后要用肥皂彻底清洗手、脸和漱口或洗澡。被农药污染的工作服要及时换洗。

(3)施药人员每天喷药时间一般不得超过6小时。使用背负式机动器械,要两人轮换操作。

(4)操作人员如有头痛、头昏、恶心、呕吐等症状时,应立即离开施药现场,脱去污染的衣服,漱口,擦洗手、脸和皮肤等暴露部位,及时送医院治疗。

(六)儿童的防护

所有农药使用或存放应远离儿童,或存放于儿童接触不到的地方,防止误食灭蝇、蟑、蚁、鼠毒饵,防止玩耍喷射剂、气雾剂等将药液溅到眼睛或身上,防止蚊香、电蚊香、烟剂烫伤,或引发火灾。幼儿园、有儿童的家庭尽量减少杀虫剂的使用。

(七)增强法律意识

农药作为有毒产品和特殊日常生活用品,从生产加工设备与环境条件、包装规格与材料性能、储存条件、运输工具,到使用说明、使用方法、使用条件、使用环境、使用器械、使用者及过期处理等,国家或当地政府都有相应的法规要求,生产厂、生产者、使用者或服务对象都应依法行事,避免不应发生的各类中毒事件及投诉。

七、有机磷农药中毒

(一)概述

有机磷农药是当今生产和使用最多的农药。对人畜的毒性主要是对乙酰胆碱酯酶的抑制,引起乙酰胆碱蓄积,使胆碱能神经受到持续冲动,导致先兴奋后衰竭的一系列毒蕈碱样、烟碱样和中枢神经系统等症状;严重患者可因昏迷和呼吸衰竭而死亡,有机磷杀虫药大都呈油状或结晶状,色泽由淡黄至棕色,稍有挥发性,且有蒜味。除美曲膦酯外,一般难溶于水,不易溶于多种有机溶剂,在碱性条件下易分解失效。

(二)临床表现

1.急性中毒

急性中毒发病时间与毒物品种、剂量和侵入途径密切相关。经皮肤吸收中毒,一般在接触2～6天内发病,口服毒在10分钟～2小时内出现症状。一旦中毒症状出现后,病情迅速发展。

(1)毒蕈碱样症状:这组症状出现最早,主要是副交感神经末梢兴奋所致,类似毒蕈碱作用,表现为平滑肌痉挛和腺体分泌增加。临床表现先有恶心、呕吐、腹痛、多汗,尚有流泪、流涕、流涎、腹泻、尿频、大小便失禁、心跳减慢和瞳孔缩小。支气管痉挛和分泌物增加、咳嗽、气急,严重患者出现肺水肿。

(2)烟碱样症状:乙酰胆碱在横纹肌神经肌肉接头处过度蓄积和刺激,使面、眼睑、舌、四肢和全身横纹肌发生肌纤维颤动,甚至全身肌肉强直性痉挛。患者常有全身紧束和压迫感,而后发生肌力减退和瘫痪。呼吸肌麻痹引起周围性呼吸衰竭。交感神经节受乙酰胆碱刺激,其节后交感神经纤维末梢释放儿茶酚胺使血管收缩,引起血压增高、心跳加快和心律失常。

(3)中枢神经系统症状:中枢神经系统受乙酰胆碱刺激后有头晕、头痛、疲乏、共济失调、烦躁不安、谵妄、抽搐和昏迷。

急性中毒一般无后遗症。个别患者在急性中毒症状消失后2～3周可发生迟发性神经病,主要累及肢体末端,且可发生下肢瘫痪、四肢肌肉萎缩等神经系统症状。目前认为这种病变是由于有机磷杀虫药抑制神经靶酯酶(NTE,原称神经毒酯酶)并使其老化所致。

在急性中毒症状缓解后和迟发性神经病发病前,一般在急性中毒后24～96小时突然出现病情加重,表现以肌无力最为突出,涉及颈肌、肢体近端肌、脑神经Ⅲ～Ⅶ和Ⅹ所支配的肌肉,重者可累及呼吸肌,出现进行性缺氧引起意识障碍、昏迷以至死亡,称“中间型综合征”。其发病机制与胆碱酯酶受到长期抑制,影响神经-肌肉接头处突触后的功能有关。累及颅神经者,也可出现睑下垂、眼外展障碍和面瘫。

2.局部损害

敌敌畏、美曲膦酯、对硫磷、内吸磷接触皮肤后可引起过敏性皮炎,并可出现水疱和脱皮。有机磷杀虫药滴入眼部可引起结合膜充血和瞳孔缩小。

(三)诊断

急性中毒可分为轻、中、重三级。

1.轻度中毒

短时间内接触有机磷农药后,24 小时内出现较轻的毒蕈碱样和中枢神经系统症状,如头晕、头痛、恶心、呕吐、多汗、胸闷、视力模糊、无力、瞳孔缩小等。胆碱酯酶活性一般在50%～70%。

2.中度中毒

除上述症状外,还有肌纤维颤动、瞳孔明显缩小、轻度呼吸困难、流涎、腹痛、步态蹒跚、意识清楚。胆碱酯酶活性一般在 30%～50%。

3.重度中毒

除上述症状外,出现昏迷、肺水肿、呼吸麻痹、脑水肿等危象。胆碱酯酶活性一般在 30%以下。

(四)治疗

1.清除毒物

立刻离开现场,脱去污染的衣服,用肥皂水清洗污染的皮肤、毛发和指甲。口服中毒者用清水、2%碳酸氢钠溶液(美曲膦酯忌用)或 1∶5000 高锰酸钾溶液(对硫磷忌用)反复洗胃,直至洗清为止。然后再给硫酸钠导泻。眼部污染可用 2%碳酸氢钠溶液或生理盐水冲洗。在迅速清除毒物的同时,应争取时间及早用有机磷解毒药治疗,以挽救生命和缓解中毒症状。

2.解毒药的使用

(1)胆碱酯酶复活药:肟类化合物能使被抑制的胆碱酯酶恢复活性。其原理是肟类化合物的吡啶环中的氮带正电荷,能被磷酰化胆碱酯酶的阴离子部位所吸引;而其肟基与磷原子有较强的亲和力,因而可与磷酰化胆碱酯酶中的磷形成结合物,使其与胆碱酯酶的酯解部位分离,从而恢复了乙酰胆碱酯酶活力。常用的药物有:解磷定和氯解磷定,此外还有双复磷 和双解磷。

胆碱酯酶复活药对解除烟碱样毒作用较为明显,但对各种有机磷杀虫药中毒的疗效并不完全相同,解磷定和氯解磷定对内吸磷、对硫磷、甲胺磷、甲拌磷等中毒的疗效好,对美曲膦酯、敌敌畏等中毒疗效差,对乐果和马拉硫磷中毒疗效可疑。双复磷对敌敌畏及美曲膦酯毒效果较解磷定为好。胆碱酯酶复活药对已老化的胆碱酯酶无复活作用,因此对慢性胆碱酯酶抑制的疗效不理想。对胆碱酯酶复活药疗效不好的患者,应以阿托品治疗为主或二药合用。

胆碱酯酶复活药使用后的副作用有短暂的眩晕、视力模糊的复视、血压升高等。用量过大,可引起癫痫样发作和抑制胆碱酯酶活力。解磷定在剂量较大时,尚有口苦、咽痛、恶心。注射速度过快可导致暂时性呼吸抑制。双复磷副作用较明显,有口周、四肢及全身灼热感,恶心、呕吐和颜面潮红。剂量过大可引起室性早搏和传导阻滞。个别患者发生中毒性肝病。

(2)抗胆碱药

阿托品:有阻断乙酰胆碱对副交感神经和中枢神经系统毒蕈碱受体的作用,对缓解毒蕈碱样症状和对抗呼吸中枢抑制有效,但对烟碱样症状和恢复胆碱酯酶活力没有作用。阿托品剂量可根据病情每10～30分钟或1～2天给药1次,直到毒蕈碱样症状明显好转或患者出现"阿托品化"表现为止。阿托品化即临床出现瞳孔较前扩大、口干、皮肤干燥和颜面潮红、肺湿啰音消失及心率加快,应减少阿托品剂量或停用。如出现瞳孔扩大、神志模糊、狂躁不安、抽搐、昏迷和尿潴留等,提示阿托品中毒,应停用阿托品。对有心动过速及高热患者,阿托品应慎用。在阿托品应用过程中应密切观察患者全身反应和瞳孔大小,并随时调整剂量。

长托宁(盐酸戊乙奎醚):是新型抗胆碱药物。对毒蕈碱(M)受体亚型具有选择性:对 M_1、M_3 受体具有较强的选择性,对1/12受体选择性弱。主要作用于中枢神经(M_1)受体和平滑肌、腺体(M_3 受体);对心脏和神经元突触前膜自身受体(M_2 受体)无明显作用;对中枢M受体和烟碱受体均有作用,能有效防治中枢性呼吸衰竭;以及外周抗N受体作用。不致心率加快和心肌耗氧增加,引起尿潴留的程度较轻。肌注后10～15秒起效,T半衰期为10.4小时。与阿托品比较,长托宁用药量减少和给药间隔时间延长,并可显著减少中间综合征的发生。长托宁使用简便、安全、长效和疗效确实。特异性强、作用时间长和毒副作用小。轻度、中度和重度中毒,首次使用剂量分别为1.0～2.0mg、2.0～4.0mg和4.0～6.0mg,根据症状可重复半量。长托宁的应用剂量充足的标准主要以口干、皮肤干燥和气管分泌物消失为主,而与传统的"阿托品化"概念有所区别。

宾赛克嗪:是具有我国自主知识产权的Ⅰ类新药,其抗毒效价高,对M/N受体具有双重拮抗作用,对重度有机磷中毒所致呼吸衰竭、循环衰竭、肠功能衰竭等均有强效救治作用。宾赛克嗪对消化道黏膜的M受体亲和力较阿托品弱,故不会进一步加重由于胃肠道胆碱能神经功能过度痉挛导致的肠麻痹。并能通过血脑屏障,迅速分布到中枢神经系统,减轻脑损伤。

3.血液净化

在治疗重度中毒中具有显著效果,包括血液灌流、血液透析及血浆置换等,早期应用可有效清除血液中和组织中释放入血的有机磷农药,提高治愈率。

4.对症治疗

有机磷杀虫药中毒主要的死因是肺水肿、呼吸肌瘫痪或呼吸中枢衰竭,休克、急性脑水肿、心肌损害及心搏骤停等亦是重要死因。因此,对症治疗应以维持正常呼吸功能为重点,例如保持呼吸道通畅,给氧或应用人工呼吸器。肺水肿用阿托品,休克用升压药,脑水肿应用脱水剂和肾上腺糖皮质激素,以及按情况及时应用抗心律失常药物等。危重患者可用输血疗法。为了防止病情复发,重度中毒患者,中毒症状缓解后应逐步减少解毒药用量,直至症状消失后停药,一般至少观察3～7天。

八、百草枯中毒

(一)概述

百草枯,商品名为克无踪、对草快等,是一种快速灭生性除草剂,能迅速被植物绿色组织吸收,使其枯死。对非绿色组织没有作用,正常使用对动物及环境不产生危害。因此在我国被日益广泛应用。但百草枯对人毒性极大,且无特效药,有报道口服中毒死亡率可达90%以上。

大多数人由于误服或自杀口服引起中毒，但也可经皮肤和呼吸吸收中毒。

(二)中毒机制

中毒作用机制不详。有人认为体内细胞有复杂的酶和其他防御机制来防护氧化还原反应中产生的“活性氧”的毒性。当存在高浓度百草枯时，细胞的防御机制被破坏，“活性氧”的毒性导致细胞死亡及组织损伤。另有人认为，百草枯分子直接对细胞起毒性作用。

百草枯口服后吸收快，主要蓄积在肺和肌肉中，排泄缓慢，因此毒性作用可持续存在。病变主要发生于肺，称为百草枯肺(paraquet lung)。除莠剂能产生过氧化物离子，损害Ⅰ型和Ⅱ型肺泡上皮细胞，引起肿胀、变性和坏死，抑制肺表面活性物质的产生。基本病变为增殖性细支气管炎和肺泡炎。肺的形态学变化取决于摄入后生存期的长短。在1周内死亡者，示肺充血、水肿，肺脏重量增加，类似于氧中毒。生存期超过1周者，肺泡渗出物(含脱落的肺泡上皮碎屑、巨噬细胞、红细胞及透明膜)机化、单核细胞浸润、出血和间质成纤维细胞增生、肺泡间质增厚，其结果发生广泛的纤维化，形成蜂窝状肺及细支气管扩张。百草枯中毒可引起肾小管坏死，肝中央小叶细胞损害、坏死，心肌炎，肺动脉中层增厚，肾上腺皮质坏死等。

(三)临床表现

1.中毒局部症状

百草枯的浓缩溶液被接触后，能引起组织损伤、手皮肤干裂和指甲脱落；长期接触皮肤出现水疤、和溃疡；经皮大量吸收后会引起全身中毒；长期吸入喷雾微滴会引起鼻出血；眼睛被污染后会引起严重的结膜炎，可长期不愈而成永久性角膜混浊。

2.百草枯中毒多波及多器官系统

除大量经口服较快出现肺水肿和出血外，大多呈现渐进式发展，一般分为三个阶段：

第一阶段：口咽、食道、胃、小肠等的黏膜层出现肿胀、水肿、溃疡。

第二阶段：中央区肝细胞受损伤，近端肾小管受损，心肌、骨骼出现局部坏死，有的还出现神经系统和胰腺受损。

第三阶段：一般在吞服后2～14天出现明显症状，百草枯主要集中在肺组织内，破坏肺的实质细胞，使肺出血、水肿，以及使白细胞浸入肺泡，致肺细胞纤维化、细胞增殖，气体交换严重受损，致使血液和组织缺氧而导致死亡。

百草枯对肾小管细胞的损害作用有可逆的倾向，因正常的肾小管细胞能有效消除血液中的百草枯，将其分泌到尿中去。但毒物血浓度太高时，中毒能完全破坏肾细胞，引起肾衰竭，使百草枯停留在组织内(包括在肺部组织内)。这些病变可在吞服百草枯后前几个小时内发生，而且是在采取治疗措施生效前便在肺组织内形成致死浓度。

肝脏损伤严重时会引起黄疸，但肝脏毒性很少成为确定临床预后的因素。

(四)诊断

(1)百草枯服用史及服用的证据(自杀的遗书、空的百草枯包装、残留物、气味和颜色等)。

(2)临床征象，特别是有剧烈呕吐、黏膜红肿疼痛或溃疡形成(一般于口服后数小时出现)。

(3)毒物检测，百草枯在血液及尿液中代谢快，一般3天后很难查处，毒检应尽早进行(24小时内)，对治疗及预后判断有重要价值。

(五)治疗

误服除草剂百草枯后，一定要尽早抢救。治疗原则是减少毒物的吸收、促进体内毒物排泄、加强支持治疗。

1.尽早充分洗胃，加速排泄

目前尚无百草枯中毒的有效解毒剂。鉴于百草枯在胃肠道的吸收率仅为5%～15%，且在酸性及中性环境中稳定，可在碱性溶液中水解。所以，抢救时应尽早使用碱性液体充分洗胃，如应用活性炭加柠檬酸洗胃；也可用漂白土或经胃管每2小时给活性炭60g做胃肠灌洗；为了加速排泄，可用硫酸镁、甘酸醇、大黄等。

2.尽早应用保肺药物

百草枯中毒机制主要是在肺内产生氧自由基，破坏肺细胞，导致肺纤维化和呼吸衰竭。因此，尽早使用超氧化物歧化酶(SOD)及百草枯单克隆抗体、大剂量维生素C和维生素E，以防止氧自由基形成过多、过快，减轻其对细胞膜结构的破坏。

3.尽早使用呼吸机

以增加气体交换，改善氧合功能，提高氧分压，减轻肺损伤。

4.尽早进行血液灌流

由于百草枯在体内代谢分布的特性，血液灌注应尽早进行，并采用连续血液灌注治疗，每次持续10小时或更长时间效果更好。

(六)进展

我国是个农业大国，随着百草枯使用量的增加，中毒及死亡人数逐年增加，但由于基层医生对此中毒了解甚少，所以官方报道病例仅数百例，但百草枯中毒死亡率高，没有特效解毒药，治疗效果差。据报道我国百草枯中毒总病死率为25%～75%，口服20%原液者则高达95%，这不能不引起我们的重视。医学界精英投入了大量的人力和物力研究，提出多种治理方法试图治疗百草枯中毒。

1.中药治疗

如当归、川芎提取物、连翘提取物等，可对百草枯进行治疗。中药注射液血必净可以抑制过高或过低的免疫反应，拮抗单核/巨噬细胞产生内源性炎性介质失控性释放降低丙二醛水平，保护超氧化物歧化酶(SOD)活性，清除氧自由基，减轻氧化损伤，稳定细胞膜结构；减少纤维蛋白原含量；保护肺血管内皮，提高抗炎、抗毒能力，及组织修复、再生能力。

2.环磷酰胺和类固醇激素疗法

有几项研究着重在应用环磷酰胺和类固醇激素应用。发现应用环磷酰胺和类固醇激素可减少百草枯的死亡率，但此研究没有测定患者血浆中的百草枯浓度。有效性的争议在Perriens(1992)等人的前瞻性研究中有所体现。他们的实验结果显示，对照组(14个患者接受了标准的治疗)和实验组(33个患者接受了大剂量的环磷酰胺和地塞米松)的病死率无任何区别。但临床发现大剂量、长疗程类固醇激素疗法，可有效减轻百草枯中毒患者症状及死亡率，用药需注意激素副作用的发生。

3.放射治疗

使用此法能控制肺纤维原细胞的数量，同时降低纤维蛋白产生，然而，无证据表明此方法能够降低病死率。

4.干细胞移植

干细胞移植是目前研究的热点，国内研究者目前已开展了干细胞移植治疗百草枯中毒肺损伤的研究，在动物研究方面已取得一定的成果，期望将来可以将此方法应用于临床，为百草枯中毒治疗提供一种有效的方法。

第三节　溺　　水

溺水又称淹溺，是指人淹没于水中，水和水中的污泥、杂草等堵塞呼吸道或因反射性喉、气管、支气管痉挛引起通气障碍而窒息。水大量进入血液循环中可引起血浆渗透压改变、电解质紊乱和组织损伤，若急救不及时，可造成呼吸和心搏骤停而死亡。不慎跌入粪坑、污水池和化学物贮槽时，还可引起皮肤和黏膜损伤以及全身中毒。

一、发病机制

溺水后，因惊慌、恐惧或骤然寒冷等强烈刺激，人体本能地屏气，以避免水进入呼吸道。不久，因缺氧不能继续屏气，水随着吸气而大量进入呼吸道和肺泡，阻滞了气体交换，引起严重缺氧、二氧化碳蓄积及代谢性酸中毒。淹溺可分为湿性淹溺和干性淹溺两类：①湿性淹溺：喉部肌肉松弛吸入大量水分充塞呼吸道和肺泡发生窒息。水大量进入呼吸道数秒钟后即神志丧失，发生呼吸停止和心室颤动。湿性淹溺约占淹溺者的90%。②干性淹溺：喉痉挛导致窒息，呼吸道和肺泡很少或无水吸入，约占淹溺者的10%。由于淹溺时水的成分及水温不同，引起的损害也有所不同。

1.淡水淹溺

吸入呼吸道的水属低渗，迅速通过肺泡壁毛细血管进入血液循环。肺泡壁上皮细胞受到损害，肺泡表面活性物质减少，引起肺泡塌陷，进一步阻碍气体交换，造成全身严重缺氧。淡水进入血液循环，稀释血液，引起低钠、低氯及低蛋白血症。红细胞在低渗血浆中受破坏而发生血管内溶血，引起高钾血症甚至心搏骤停。

2.海水淹溺

海水含3.5%氯化钠、大量钙盐和镁盐。海水对呼吸道和肺泡有化学性刺激作用，肺泡上皮细胞和毛细血管内皮细胞受海水损伤后，大量蛋白质及水分向肺泡腔和肺泡间质渗出，引起肺水肿。高钙血症可引起心动过缓和各种传导阻滞，甚至心搏骤停；高镁血症可抑制中枢神经和周围神经功能，使横纹肌收缩力减弱、血管扩张、血压降低。

3.冷水淹溺

在冷水中，体温迅速降低，体内中心温度下降至30～34℃时，可使神志丧失，加重误吸窒息，还可诱发严重心律失常。然而，人体沉溺在冷水中，由于潜水反射使得心搏减慢，外周血管收缩，这样可使更多的动脉血供应心脏和大脑；同时低温时组织氧耗减少，延长了溺水者的可能生存时间，因此即使沉溺长达1小时也应积极抢救。

二、临床表现

患者神志不清，皮肤黏膜苍白和发绀，面部浮肿，双眼结膜充血，四肢厥冷，血压下降或测不到，呼吸、心搏微弱甚至停止，口鼻充满泡沫状液体或污泥、杂草，腹部可因胃扩张而隆起，有的甚至合并颅脑及四肢损伤。在复苏过程中可出现各种心律失常，甚至心室颤动、心力衰竭和肺水肿。经心肺复苏后，常呛咳、呼吸急促，两肺布满湿啰音，重者可出现脑水肿、肺部感染、ARDS、溶血性贫血、急性肾功能衰竭或弥散性血管内凝血等各种并发症。如淹溺在非常冷的水中，患者可发生低温综合征。

三、实验室检查

血气分析显示低氧血症、高碳酸血症和呼吸性酸中毒，可合并代谢性酸中毒。淡水淹溺，出现低钠、低氧血症，溶血时可发生高钾血症，尿中游离血红蛋白阳性。海水淹溺，血钠、血氯轻度增高，并可伴血钙、血镁增高。肺部 X 线片显示肺门阴影扩大和加深，肺间质纹理增粗，肺野中有大小不等的絮状渗出物或炎症改变，或有两肺弥漫性肺水肿的表现。

四、诊断

根据水淹病史和临床表现，一般不难诊断。

根据淹溺时间长短、吸入液体多少以及临床表现分为轻、中、重度。轻度淹溺者神志清醒，仅有血压升高、心率增快等；中度淹溺者为溺水 1～2 分钟后，可出现神志模糊，呼吸浅慢、不规则，血压下降，心率减慢，反射减弱；重度淹溺者为溺水 3～4 分钟后，面部肿胀，青紫，双眼充血，口、鼻、气管内充满血性泡沫，肢体冰冷，烦躁不安伴抽搐，两肺有弥漫性湿啰音，心音弱或心律不齐。

五、救治措施

1.现场急救

（1）水中急救：①自救：不会游泳者，采取仰面体位，头顶向后，口鼻向上露出水面，保持冷静，设法呼吸，等待他救。会游泳者，当腓肠肌痉挛时，将痉挛下肢的拇趾用力往上方拉，使拇趾跷起，持续用力，直至剧痛消失；若手腕肌肉痉挛，自己将手指上下屈伸，并采取仰卧位，用两足划游。②他救：救护者应从其背后接近，用一只手从背后抱住淹溺者头颈，另一只手抓住淹溺者手臂，游向岸边。防止被淹溺者紧紧抱住。

（2）地面急救；①畅通呼吸道：立即清除淹溺者口、鼻中的杂草、污泥，保持呼吸道通畅。随后将患者腹部置于抢救者屈膝的大腿上，头部向下，拍打背部迫使呼吸道和胃内的水倒出，也可将淹溺者面朝下扛在抢救者肩上，上下抖动而排水。但不可因倒水时间过长而延误心肺复苏。②心肺复苏：对呼吸、心搏停止者应迅速进行心肺复苏，即尽快予口对口人工呼吸和胸外心脏按压。口对口吹气量要大。有条件时及时予心脏电击除颤，并尽早行气管插管，吸入高浓度氧。在患者转运过程中，不应停止心肺复苏。

2.急救室救护

（1）继续心肺复苏：入院初重点在心肺监护，通过气管插管、供高浓度氧及辅助呼吸等一系列措施来维持适当的动脉血气和酸碱平衡。间断正压呼吸或呼吸末正压呼吸，以使肺不张肺泡再扩张，改善供氧和气体交换。积极处理心力衰竭、心律失常、休克和急性肺水肿。

（2）防治脑水肿：及时选用脱水剂、利尿剂，激素早期应用对防治肺水肿、脑水肿等亦有益处，有条件可行高压氧治疗。

(3)维持水和电解质平衡:淡水淹溺时适当限制入水量,可积极补2%～3%氯化钠溶液;海水淹溺时不宜过分限制液体补充,可予补5%葡萄糖液。静脉滴注碳酸氢钠以纠正代谢性酸中毒,溶血明显时宜适量输血以增加血液携氧能力。

(4)其他并发症处理:及时防治肺部感染,体温过低者及时采用体外或体内复温措施,合并颅外伤及四肢伤者亦应及时处理,尤其要提高对ARDS、急性肾功能衰竭、弥散性血管内凝血等并发症出现的警惕性。

第四节 电 击 伤

电击伤俗称触电,是指电流与患者直接接触进入人体,或在高电压、超高电压的电场下,电流击穿空气或其他介质进入人体而引起全身或局部的组织损伤和功能障碍,甚至发生心搏和呼吸骤停。

一、病因

不论是电流还是静电的电能量,均可引起电击伤。引起电击伤的主要原因:①缺乏安全用电知识,安装和维修电器、电线不按规程操作,电线上挂吊衣物;②高温、高湿和出汗使皮肤表面电阻降低,容易引起电击伤;③意外事故如暴风雨、大风雪、火灾、地震等,电线折断落到人体;④雷雨时大树下躲雨或用铁柄伞而被闪电击中;⑤医源性如使用起搏器、心导管监护、内镜检查治疗时,如果仪器漏电,微电流直接流过心脏可致电击伤;⑥跨步电压电击伤。

二、发病机制

电击伤的损伤程度取决于以下因素:电流强度、种类、频率、电压、触电部位的电阻、触电时间、电流在体内的路径、所在环境的气象条件等。一般而言,交流电比直流电危险,低频率比高频率危险,电流强度越大、电压越高、接触时间越长,就越危险。

1.电流

一般接触2mA以下的电流仅产生麻刺感,随着接触电流的不断增大,可分别引起患者接触部位肌肉持续痉挛收缩以致不能松开电极,呼吸困难,甚至呼吸麻痹和心室颤动而死亡。交流电比直流电对人体的损害大,其中以低频(15～150Hz)的危险为大。低频中又以50～60Hz的交流电危险性最大,主要原因:①这种频率的交流电易落在心脏应激期,从而引起心室颤动;②这种频率的交流电能引起肌肉强力收缩而致屈曲性抓握,使触电部位不能脱离电源,延长触电时间。

2.电压

低电压和高电压都可引起器官的生物电节律改变。电压愈高,损伤愈重。低电压强电流造成局部烧伤。电压在220V可以造成心室颤动而致死;1000V以上电流,可使呼吸中枢麻痹而致死;220～1000V之间的致死原因两者兼有。

3.电阻

在一定电压下,皮肤电阻越低,通过的电流越大,造成的损害就越大。潮湿的皮肤电阻低,即使电压很低的电流作用也可致死;在冬季皮肤干燥,电阻可达 500 000～1 000 000Ω,通过电流较小,损伤的程度相对较轻。电流接触人体后迅速向体内邻近组织扩散,选择由电阻小的组织前进。电流对人体主要有两方面的作用:一是分裂和电解作用,电流通过使神经和肌细胞产生动作电流,通过离子运动引起肌肉收缩、神经传导异常等;另一是热效应,使电能转变为热能而引起组织烧伤。血管、淋巴管、肌腱、肌肉、神经、脂肪、皮肤、骨骼的电阻依次逐步增大,其电传导性能依次逐步降低,组织越致密,电阻越大,如手掌、足跟、头皮等致密组织电阻较大。不同电阻的组织通过一定电流后,造成的损伤也不同。电流出入口部位可产生局部重度烧伤或炭化,电流通过血管,可造成内膜剥脱、中膜弹力纤维板撕裂、血管破裂;电流通过肌肉,可造成肌肉痉挛甚至全身抽搐,肌肉变性坏死,损伤肌肉大量释放肌红蛋白而致肌红蛋白性肾功能衰竭;电流通过骨骼系统,由于骨端和骨干的阻力大,骨关节处易骨折;电流通过大脑,可引起点状出血、水肿软化等;电流通过内脏,可造成气胸、空腔脏器穿孔等;电流通过眼部,可造成白内障。

4.电流在体内的路径

电流由一侧上肢至另一侧上肢或下肢时,电流恰通过胸部,这比电流通过一侧下肢至另一侧下肢危险性大;同样,电流通过左侧躯干比右侧危险性大。

5.接触时间

电流接触时间越长,损伤越严重。闪电为一种静电放电,能在极短时间内产生 100 亿伏的静电压和 200 万毫安电流放电,可击毙在电路中的任何物体,可致电击性休克、心室颤动、呼吸中枢麻痹,也可由于高热和机械暴力,使被击中者炭化、组织撕裂,并立即死亡。

三、临床表现

1.全身表现

(1)轻型:出现头晕、心悸、皮肤脸色苍白、口唇发绀、惊恐、四肢无力、接触部位肌肉抽搐、疼痛、呼吸及心搏加快,敏感者可出现晕厥、短暂意识丧失,一般都能恢复。连续听诊 3～5 分钟可听到期前收缩。

(2)重型:出现持续抽搐甚至致肢体骨折、休克或昏迷。低电压电流可引起室颤,开始时尚有呼吸,继而发生呼吸停止,检查既无心搏、也无呼吸,患者进入“假死”状态。高电压电流引起呼吸中枢麻痹,患者昏迷,呼吸停止,但心搏存在,血压下降,皮肤发紫,若不及时抢救,10 分钟内即可死亡。若系高电压、强电流电击,呼吸循环中枢同时受累,多立刻死亡。

2.局部表现

(1)低电压所致的烧伤:常见于电流进入点与流出点,创面小,直径 0.5～2cm,呈椭圆形或圆形,焦黄或灰白色,干燥,边缘整齐,与健康皮肤分界清楚。一般不损伤内脏,致残率低。

(2)高电压所致的烧伤:常有一处进口和多处出口,创面不大,但可深达肌肉、神经、血管甚至骨骼,有“口小底大,外浅内深”的特征。随着病情发展,可在一周或数周后出现坏死、感染、出血等;血管内膜受损,可有血栓形成,继发组织坏死、出血,甚至肢体广泛坏死,后果严重,致残率高达 35%～60%。

3.并发症

电击伤可引起短期精神异常、心律失常、肢体瘫痪、继发性出血或血供障碍、局部组织坏死继发感染、高钾血症、酸中毒、急性肾功能衰竭、周围神经病、永久性失明或耳聋、内脏破裂或穿孔等。

四、实验室检查

早期可出现肌酸磷酸激酶及其同工酶、乳酸脱氢酶、谷丙转氨酶的活性增高，尿液红褐色为肌红蛋白尿。心电图检查常表现为心室颤动，传导阻滞或房性、室性期前收缩。

五、救治措施

1.脱离电源

立即切断电源或用木棒、竹竿等绝缘物使患者脱离电源。

2.现场急救

当电击伤者脱离电源后，如果呼吸不规则或停止、脉搏摸不到，应立即进行心肺复苏、口对口人工呼吸和胸外心脏按压。

3.急救室救护

(1)心肺脑复苏：对心脏停搏或呼吸停止者继续进行胸外心脏按压，尽早尽快建立人工气道和人工呼吸，已发生心室颤动者可先用肾上腺素静脉注射，使细颤转为粗颤，再用电除颤，有利于恢复窦性节律。如患者尚未发生心室颤动，则忌用肾上腺素和异丙肾上腺素，以免诱发室颤。头部置放冰袋，静脉注射盐酸纳洛酮利于脑复苏。

(2)抗休克：对有休克者，在常规抗休克治疗的同时，注意检查是否合并有内脏损伤或骨折，如发现有内出血或骨折者，应立即予以适当处理。

(3)控制感染：对有较大烧伤创面患者，应注意创面保护，彻底清除坏死组织，防止污染和进一步损伤。使用抗生素，预防和控制电击伤损害深部组织后所造成的厌氧菌感染，破伤风抗毒素皮试阴性者肌内注射1500U。

(4)筋膜松解术和截肢：高压电击伤后，深部组织灼伤，大量液体渗出，大块软组织水肿、坏死和小营养血管内血栓形成，可使其远端肢体发生缺血性坏死。应按实际情况及时进行筋膜松解术以减轻周围组织的压力，改善远端血液循环，挽救部分受压但未坏死的肌肉和神经。对需要截肢者，必须掌握手术指征。高压电击伤患者，有45%～60%最终需要截肢。

(5)对症处理：纠正水、电解质和酸碱失衡，防治脑水肿、急性肾功能衰竭、应激性溃疡等。

(6)轻型电击伤的处理：一般卧床休息数日即能恢复，但少数患者可出现迟发性“假死”状态，故应严密观察，必要时对症支持治疗。

第五节　中　　暑

中暑是指高温环境中发生体温调节中枢功能障碍、汗腺功能衰竭和水电解质丢失过量为主要表现的急性热损伤性疾病，分为热痉挛、热衰竭、热射病(日射病)三种类型。随着人们的物质、文化水平的提高及劳动保护措施的改善，职业中暑已明显减少，但是，人群普遍面临着机体热耐受能力的下降，常导致局部地区夏季高温期间发生批量的居民(生活)中暑病例，尤多见于老年人。

一、病因

高温气候是引起中暑的主要原因，有资料表明，连续3天平均气温超过30℃和相对湿度超过73%时最易发生中暑；其次，高温辐射作业环境（干热环境）和高温、高湿作业环境（湿热环境）也易中暑。凡可致机体热负荷增加或散热功能发生障碍的因素，均可诱发中暑。主要有：①产热增加：高温或高湿、烈日或通风不良环境中长时间从事繁重体力劳动或体育运动，以及发热、甲状腺功能亢进等代谢增强；②热适应差：高血压、冠心病、肺心病、糖尿病、神经系统疾病等慢性疾病及肥胖、营养不良、年老体弱、孕产妇、过度疲劳、缺少体育锻炼、睡眠不足、饮酒、饥饿等，以及突然进入热区旅游或工作和恒温下生活及作业的人群突然进入高温环境；③散热障碍：湿度较大、过度肥胖、穿紧身或透气不良衣裤，先天性汗腺缺乏症、硬皮症、痱子、大面积皮肤烧伤后瘢痕形成，应用抗胆碱能药、抗组织胺药、抗抑郁药、β-肾上腺素能受体阻滞剂、利尿剂、吩噻嗪类，以及脱水、休克、心力衰竭等循环功能不全。

二、发病机制

（一）体温调节

在下丘脑体温调节中枢作用下，正常人的体温一般恒定在37℃左右，这是产热和散热平衡的结果，使体内热代谢保持在一个动态水平上，保持生命活动所必需的体温恒定。人体产热主要来自体内氧化代谢过程中产生的基础热量外，肌肉收缩产生的热量亦是另一主要来源。在通常室温15～25℃下，人体散热主要靠辐射（60%），其次为蒸发（25%）和对流（12%），少量为传导（3%）。当周围环境温度超过皮肤温度时，人体散热主要靠出汗以及皮肤和肺泡表面的蒸发。每蒸发1g水，可散失2.4kJ（0.58kcal）热量。热流由体中心到体表，通过循环血流，将深部组织的热量带至皮下组织经扩张的皮肤血管散热：如果机体产热大于散热或散热受阻，则体内就有过量热蓄积，产生高热，引起组织损害和器官功能障碍。

（二）高温对人体各系统的影响

1.中枢神经系统

高温对神经系统具抑制作用，初期使注意力不集中，对外界反映不敏捷，肌肉工作能力低下，动作的准确性和协调性差，待体温增高到一定程度神经系统功能失控，出现谵妄、狂躁，最后深度昏迷。

2.心血管系统

初期由于散热的需要，皮肤血管扩张，血流重新分配，心排血量增加，心脏负荷加重。此外，高热能引起心肌缺血、坏死，易促发心律失常、心功能减弱或心力衰竭。这时心排血量降低，输送到皮肤血管的血流量减少而影响散热。

3.呼吸系统

过度换气会发生呼吸性碱中毒；肺血管内皮由于热损伤会发生ARDS。

4.消化系统

由于大量饮水和出汗，使大量氯离子丢失，胃液酸度降低，可引起消化不良等胃肠功能紊乱；高温引起血液重新分配，消化道血液减少，胃蠕动减弱，胃液分泌减少，可引起食欲不振，甚至出现缺血性胃溃疡，易发生大出血。

5.泌尿系统

高温出汗多，心排血量降低，可使肾血流量减少和肾小球滤过率下降，尿液浓缩，出现蛋白尿及细胞管型尿，横纹肌溶解出现肌红蛋白尿，可导致急性肾功能衰竭。

6.血液系统

高热致血管内皮细胞广泛受损，导致弥散性血管内凝血(DIC)的发生。

7.肌肉

高温环境下剧烈运动，导致肌肉局部温度增高、缺氧、代谢性酸中毒，常发生严重肌肉损伤、横纹肌溶解，血清肌酸磷酸激酶(CPK)明显升高。

8.水、电解质代谢

出汗是高温环境中散热的主要途径，大量出汗常导致水和钠丢失，使人体失水和失钠。

(三)三种中暑类型发病机制

1.热射病

由于人体受外界环境中热原作用和体内热量不能通过正常生理性散热达到热平衡，致使体内热蓄积，引起体温升高。起初，可通过下丘脑体温调节中枢，以增加心排血量和呼吸频率、扩张皮肤血管等加快散热；以后，体内热进一步蓄积，体温调节中枢失控，心功能减退，心排血量减少，中心静脉压升高，汗腺功能衰竭，使体内热进一步蓄积，体温骤升，引起以高热、无汗、意识障碍为临床特征的热射病。实验证明，体温＞42℃时蛋白质可变性；体温＞50℃时，数分钟后所有细胞均死亡。尸检发现脑、神经细胞、心肌细胞、肺、肝、肾等有病理改变；胸膜、腹膜、小肠等有散在出血点。

2.热痉挛

在高温环境中，由于大量出汗，使水和盐丢失过多，如仅补充大量水而补盐不足造成低钠、低氯血症，导致肌肉痉挛，并可引起疼痛。高温下劳动者的出汗量可在10L以上，汗中含氯化钠为0.3%～0.5%，大量出汗后仅饮不含盐的饮料，可致失盐大于水，从而引起热痉挛。

3.热衰竭

热衰竭可因过多出汗，导致失盐失水均较严重；也可由于人体对热环境不适应，从而引起周围血管过度扩张，循环血量不足，发生虚脱、休克症状。

三、临床表现

1.热痉挛

常发生在高温强体力劳动后。患者常先大量出汗后突然出现阵发性四肢及腹壁肌肉甚至肠平滑肌痉挛和疼痛。有低钠、低氯血症和肌酸尿症。

2.热衰竭

常发生在未适应高温作业的新工人和体弱者。常无高热。患者先有头痛、头晕、恶心，继有口渴、胸闷、脸色苍白、冷汗淋漓、脉搏细弱、血压偏低。可有晕厥、抽搐。重者出现循环衰竭。可有低钠、低钾血症。

3.热射病

典型表现为高热、无汗、昏迷。严重患者可出现休克、心力衰竭、肺水肿、脑水肿、肝肾功能衰竭、弥漫性血管内凝血。白细胞总数和中性粒细胞比例增多，出现蛋白尿和管型尿，血尿素氮、谷丙转氨酶、谷草转氨酶、乳酸脱氢酶、磷酸肌酸激酶增高，血pH值降低。可有各种心律失常，ST 段压低及 T 波改变。太阳辐射引起的热射病称日射病。

四、实验室检查

热痉挛常见实验室异常为血钠、血氯降低，尿肌酸增高。热衰竭实验室检查有血细胞比容增高、低钠、低钾、轻度氮质血症或肝功能异常。热射病实验室检查可发现高钾、高钙、血液浓缩，白细胞增多，血小板减少，肌酐、尿素氮、天门冬氨酸氨基转移酶（AST）、丙氨酸氨基转移酶（ALT）、乳酸脱氢酶（LDH）、肌酸磷酸激酶（CPK）增高，蛋白尿、管型尿及肌红蛋白尿，酸中毒，心电图可呈现各种心律失常和 ST 段压低、T 波改变等不同程度心肌损害。

五、诊断和鉴别诊断

凡有高温接触史，大量出汗，伴有肌痉挛及体位性晕厥、短暂性血压下降者，结合实验室检查，不难做出热痉挛或热衰竭的诊断。根据《职业性中暑诊断标准》，将中暑分为以下 3 级：

1.先兆中暑

患者在高温环境中劳动一定时间后，出现头昏、头痛、口渴、多汗、全身疲乏、心悸、注意力不集中、动作不协调等症状，体温正常或略有升高。

2.轻症中暑

除有先兆中暑症状外，出现面色潮红、大量出汗、脉搏快速等表现，体温升高至 38.5℃以上。

3.重症中暑

重症中暑包括热射病、热痉挛和热衰竭 3 种类型。

热痉挛伴腹痛应与各种急腹症鉴别，热衰竭应与消化道出血或宫外孕、低血糖等鉴别。过高热、干热皮肤和严重的中枢神经系统症状被认为是热射病的三大特征，再加上在高温环境中突然发病，有散热机制障碍或热负荷增加等诱因，一般不难确诊；鉴别诊断主要与其他引起高热伴有昏迷的疾病相区别，如脑型疟疾、乙型脑炎、脑膜炎、急性脑卒中、有机磷农药中毒、肝性脑病、尿毒症昏迷、糖尿病酮症酸中毒昏迷、中毒性肺炎、中毒性菌痢、抗胆碱能药物中毒、产褥热及其他急性感染等。

六、救治措施

1.先兆与轻症中暑

立即将患者移至阴凉通风处或电扇下，最好移至空调室，以增加辐射散热。给予清凉含盐饮料；可选服人丹、十滴水、开胸顺气丸、藿香正气片等，用一心油、风油精涂擦太阳、合谷等穴；体温高者给予冷敷或酒精擦浴。必要时可静脉滴注含 5%葡萄糖生理盐水 1000～2000ml。经上述处理后 30 分钟到数小时内即可恢复。

2.重症中暑

(1)热痉挛：在补足液体情况下，仍有四肢肌肉抽搐和痉挛性疼痛，可缓慢静脉注射 10%葡萄糖酸钙 10ml＋维生素 C0.5g。

(2)热衰竭：快速静脉滴注含 5%葡萄糖生理盐水 2000～3000ml，如血压仍未回升，可适当加用多巴胺、间羟胺等升压药，使收缩压维持在 90mmHg 以上。

(3)热射病：预后严重，病死率可达 30%。现场可采取以下救治措施：①物理降温：将患者浸浴在 4℃水中，并按摩四肢皮肤，加速血液循环，促进散热；每隔 15 分钟测肛温一次，肛温降至38.5℃时停止降温，移至空调室观察。将年老体弱及心血管病患者移至空调室酒精擦浴。用空调车转运。②药物降温：氯丙嗪25～50mg加入500ml溶液，静脉滴注1～2小时观察血压。低血压时酌情加用间羟胺等α受体兴奋剂。③纳洛酮治疗：纳洛酮0.8mg加25%葡萄糖液20ml静脉注射，30～90分钟重复；④对症及支持治疗。

七、预防

对中暑进行积极的预防可收到良好效果，主要措施有：①进行预防中暑的卫生宣传；②热适应锻炼；③补充含盐清凉饮料与营养；④改善劳动环境与居住条件；⑤重视老、弱、病、孕的夏季保健；⑥执行有关高温作业禁忌证规定。

八、预后

中暑病死率在20%～70%之间，热射病是中暑最严重的一种类型，死亡者中80%在50岁以上，但亦有一定数量的年轻人，尤其是剧烈运动者、孕产妇。有些中暑患者可遗留有轻度神经功能紊乱，严重肌肉损伤者可持续数周肌无力，重症热射病患者往往留有永久性脑损伤。

第六节　毒蛇咬伤

毒蛇咬伤是危害人类身体健康的一种病害，目前已知世界上蛇类有2200种。我国毒蛇种类繁多，分布较广，已发现的毒蛇约有40多种，较常见的约10余种。毒蛇根据其分泌毒液的性质，大致可分为3类：以神经毒为主的有金环蛇、银环蛇、海蛇等；以血液毒为主的有竹叶青、五步蛇、蝰蛇、龟壳花蛇等；以混合毒为主的有蝮蛇、眼镜王蛇、眼镜蛇等。

一、发病机制

毒蛇唇腭上有一对分泌毒液的腺体，通过小管与一对毒牙相通，当毒蛇咬人时，毒液由腺体排出，沿小管或沟注入伤口，通过淋巴或直接进入血液循环引起中毒。毒蛇几乎对每个器官系统都有影响，然而，主要表现为对血液、心血管、神经和呼吸系统的毒性作用。

1.神经毒

主要作用于延髓和脊神经节细胞，且可阻断肌神经接点，引起肌肉瘫痪和呼吸麻痹。

2.血液毒

具有强烈的溶组织、溶血或抗凝作用，对局部组织、全身血管内皮细胞、血细胞、心、肾等有严重破坏作用，影响循环，并可释放类组胺物质，引起血压下降和休克。血凝机制的破坏，可导致广泛性全身出血，溶血；大量溶血可损害心肌和肾脏，引起心、肾功能衰竭。

3.混合毒

兼有上述两种毒性作用的表现。

二、临床表现

毒蛇咬伤多在脚和小腿下端或手部。一般局部留有牙痕、疼痛和肿胀。常有淋巴结肿大，淋巴结炎和淋巴管炎。不同的毒蛇咬伤有不同的临床表现，而病情的严重程度与进入体内的毒素量有关。儿童、老年人和体弱者中毒症状一般较重。

1.神经毒

吸收快,局部症状轻,但潜伏期长,全身症状出现较晚,其危险性大,临床容易被忽略,因此要提高警惕。

(1)局部症状:咬伤后,伤口不红肿,流血不多,伤口出现疼痛,0.5小时左右消失或减轻,但不久即出现麻木感,并向肢体近端蔓延。

(2)全身症状:伤后0.5～2小时出现,有时亦可延至10小时,一般有头昏、嗜睡、恶心、呕吐、疲乏无力、步态不稳、头低垂、眼睑下垂等。重者视力模糊、语言不清、呼吸困难、发绀,以及全身瘫痪、惊厥、昏迷、血压下降、呼吸麻痹和心力衰竭等。若抢救不及时,可迅速死亡。如能度过危险期(一般1～2天),就能很快痊愈,不留后遗症。

2.血液毒

(1)局部症状:出现早且重,伤处剧烈疼痛如刀割,出血不止,肿胀明显,并迅速向近端扩散,皮肤发绀,并有皮下出血、瘀斑、水疱和血疱,以致造成组织坏死,伤口经久不愈。

(2)全身症状:畏寒、发热、烦躁、谵语,可出现全身皮肤黏膜及内脏广泛出血、鼻出血、咯血、呕血、血尿、少尿和无尿、肾衰竭、胸腹腔及颅内出血等。血液毒引起的症状出现快且严重,一般容易早期获治,死亡率反较神经毒者低。但治疗不及时,后果非常严重,且病程和危险期较长。

(3)混合毒:局部症状明显,全身症状发展快,兼有神经毒和血液毒的共同表现。

三、诊断

根据蛇咬伤史,咬处疼痛,很快出现局部和全身中毒症状,一般不难诊断。如只知蛇咬伤时,应判明是否毒蛇咬伤,可从伤口来判断:无毒蛇咬伤,伤口上留下一排或两排整齐的小齿痕;若患处仅有一对较大的齿痕则为毒蛇咬伤。

四、救治措施

急救治疗原则:迅速阻止蛇毒的吸收和扩散,尽快排除毒液,中和毒素,预防并发症。

(一)局部处理

被毒蛇咬伤后要保持冷静,不要惊慌和奔跑,以免加速毒液的吸收和扩散。

1.早期绑扎

争取伤后5分钟内,立即用止血带、手帕或附近可以找到的其他代用品在伤口近端5～10cm处绑扎,结扎紧度以阻断淋巴、静脉回流为宜。结扎后用手挤压伤口周围,将毒液挤出。每隔20～30分钟放松1～2分钟,以免肢体因血液循环障碍而坏死。

2.冲洗伤口

在田野、山间咬伤,立即用泉水或冷开水冲洗。有条件时先用肥皂和生理盐水清洗伤口周围,再用1∶5000高锰酸钾溶液、过氧化氢、生理盐水反复冲洗伤口,如伤口内有毒牙残留,亦应取出。

3.扩创排毒

扩创排毒是急救处理中最重要的环节。经过绑扎、冲洗、消毒后,用无菌手术刀以牙痕为中心做“+”或“++”型切开,使毒液流出,切开不宜过深,以免损伤血管,只要使淋巴液外流即可。尚可用吸乳器或拔火罐等方法进行反复多次吸引伤口,尽量吸出毒液。无条件时也可用口吸吮，但须口腔黏膜完整、无龋齿才能进行，以免发生中毒。扩创后的患肢可以浸泡在2%冷盐水或1：5000高锰酸钾溶液中，自上而下不断挤压排毒20～30分钟，伤口湿敷，以利排毒。有伤口出血不止者，不必切开。

注意：伤口如未经冲洗就进行扩创排毒，可增加伤口周围蛇毒进入体内的可能。

4.局部降温

早期冷敷患肢周围，可减缓毒素吸收。

(二)解毒措施

1.封闭疗法

用胰蛋白酶2000U或用地塞米松5mg加入0.5%普鲁卡因溶液5～10ml中，在伤口周围及伤肢近心端进行环状封闭，必要时12～24小时重复注射。

2.抗蛇毒血清应用

应用越早越好。如能确定毒蛇种类及毒素性质，可用单价抗蛇毒血清，否则须用多价抗蛇毒血清。应用前须做过敏试验。

3.中草药治疗

口服南通蛇药片、季德胜蛇药片、广州蛇药。尚可用鲜草药如七叶一枝花、半边莲、白花蛇舌草等捣烂外敷，并煎水内服。

4.激素治疗

早期可用大剂量皮质激素，地塞米松或氢化可的松有抗炎、抗过敏、抗休克和免疫抑制作用。

5.加速排毒

应用利尿剂，呋塞米或甘露醇静脉注射，以加速毒素的排出。

(三)防止并发症

(1)常规使用抗生素和破伤风抗毒素，防止继发感染。

(2)支持疗法，有利于增强机体抵抗力。

(3)对症处理，有休克时抗休克治疗，出血、溶血时要及时输血；呼吸衰竭时给予吸氧和使用中枢兴奋剂；伤口疼痛剧烈时给予止痛药。

参考文献

[1]刘大为，邱海波.重症医学[M].北京：人民卫生出版社，2010.

[2]毕清泉，李惠萍.重症监护学[M].上海：上每第二军医大学出版社，2014.

[3]中华医学会重症医学分会.重症医学——2017[M].北京：人民卫生出版社，2017.

[4]邱海波，管向东.重症医学高级教程[M].北京：中华医学电子音像出版社，2016.

[5]刘文娴，吕树铮.心脏危重症处理原则和案例分析[M].北京：北京大学医学出版社，2011.

[6]北京协和医院.重症医学科诊疗常规[M].北京：人民卫生出版社，2012.

[7]陈荣昌.呼吸与危重症医学[M].北京：人民卫生出版社，2016.

[8]康红军.重症医学循证实践[M].济南：山东科学技术出版社，2017.

[9]李国生.急诊临床诊疗指南[M].北京：科学出版社，2013.

[10]赵祥文，肖政辉.儿科急诊医学手册[M].北京：人民卫生出版社，2015.

[11]梁品.外科急症诊疗精要[M].北京：化学工业出版社，2017.

[12]涂汉军.实用院前急救手册[M].北京：人民卫生出版社，2013.

[13]李春盛.急诊临床路径[M].北京：人民卫生出版社，2014.

[14]李春盛.急诊科疾病临床诊疗思维[M].北京：人民卫生出版社，2013.

[15]袭雷鸣.实用急救手册[M].北京：华夏出版社，2014.

[16]童培建.创伤急救学[M].北京：中国中医药出版社，2016.

[17]刘家良.新编院前急救教程[M].济南：山东科学技术出版社，2013.

[18]孟靓靓，朱玉环.内科危重症急救手册[M].成都：金盾出版社，2016.

[19](美)保尔兰肯.ICU诊疗精要[M].北京：中国科学技术出版社，2016.